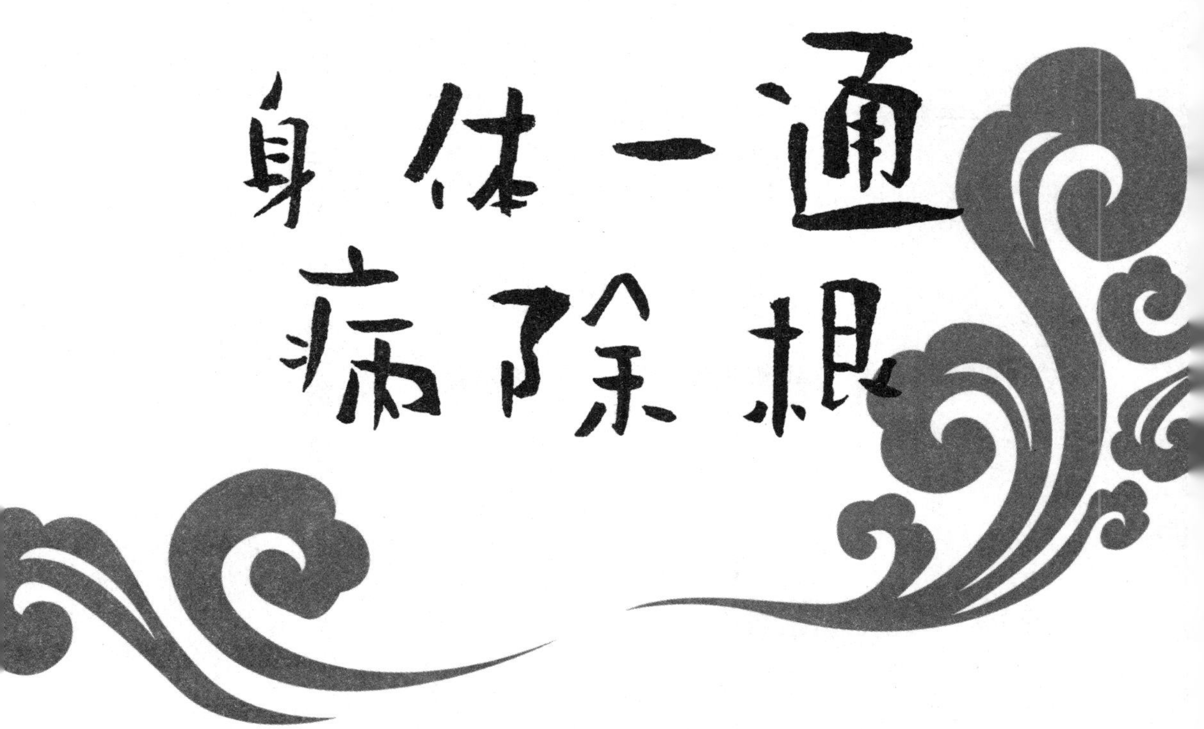

·李乾构 著·

吉林科学技术出版社

图书在版编目（CIP）数据

身体一通病除根 / 李乾构著 . — 长春 : 吉林科学技术出版社，2019.12
ISBN 978-7-5578-5190-3

Ⅰ . ①身… Ⅱ . ①李… Ⅲ . ①养生（中医）Ⅳ . ① R212

中国版本图书馆 CIP 数据核字（2018）第 257535 号

身体一通病除根

SHENTI YI TONG BING CHU GEN

著　　李乾构
出 版 人　宛　霞
责任编辑　孟　波　端金香　宿迪超
封面设计　王　婧
制　　版　长春市阴阳鱼文化传媒有限责任公司
开　　本　16
幅面尺寸　170 mm×240 mm
字　　数　200千字
印　　张　16.5
印　　数　1—6 000册
版　　次　2020年5月第1版
印　　次　2020年5月第1次印刷

出　　版　吉林科学技术出版社
发　　行　吉林科学技术出版社
地　　址　长春市福祉大路5788号出版集团A座
邮　　编　130118
发行部电话/传真　0431-81629529　81629530　81629531
81629532　81629533　81629534
储运部电话　0431-86059116
编辑部电话　0431-81629517
印　　刷　吉林省创美堂印刷有限公司

书　　号　ISBN 978-7-5578-5190-3
定　　价　49.90元

目录

MULU

第一章　身体一堵百病生

第二章　化痰祛湿病不找

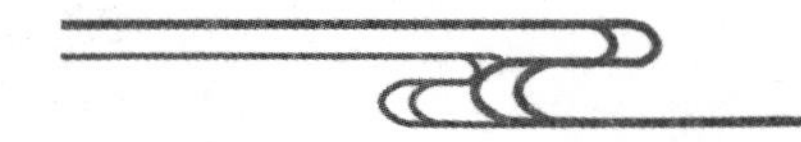

第三章　调补气血，为身体疏通阻塞

第四章　养好脾胃人不老

第五章　改善便秘肠道通

第七章　化瘀通络保健康

第八章　阴阳平衡寿命长

第九章　四季养生皆有法

第十章　情志通畅有妙方

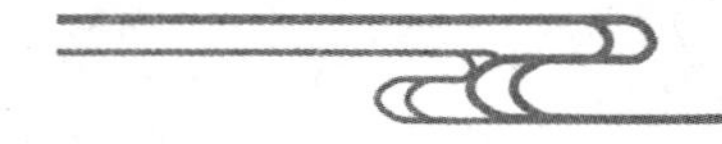

第一章 身体一堵百病生

中医讲究一通百通，一堵百堵，当身体内部有瘀堵时，就会影响气血运行、水津布散，使脉络进一步瘀阻，水湿凝聚，从而产生新的瘀滞痰湿，危害脏腑功能，形成恶性循环，并且越来越糟。这时候，百病丛生也就不足为奇了。所以，大家想要健康长寿，就要重视身体的排毒与通畅程度。

很多病，其实是身体不通的结果

要说起疾病产生的原因，那可复杂了，但这世上的事越是纷繁复杂，越需要简化，唯简可以驭繁。在我们中医看来，生病基本上有两个原因——内因和外因。外因比较好理解，主要是由环境带来的对身体的影响，比如气温一下子下降了十几摄氏度，感受寒邪，你就感冒、头痛了。

对现代人来说，致病的内因基本上都是“不通”。我们现在生活条件好，生活环境也不差，很少有人严重缺阳或严重缺阴，也很少有人严重地寒或严重地热，生病基本上都是因为“不通”。

有人可能听过《黄帝内经》中的说法：“经络者，所以能决死生，处百病，调虚实，不可不通。”所以经络要通这是很多人都知道的。但大家可能不知道，经络不通，只是一个开始。

大家应该听过《扁鹊见蔡桓公》的故事，为什么一开始扁鹊追着蔡桓公非要给他治病，到最后见了他却掉头就跑呢？就因为一开始疾病还在表面，好治。等到疾病深入，终至骨髓，神医也回天乏力了。

我们说病情严重的时候会用到一个成语——病入膏肓，这个“膏”

指的是心尖脂肪，而心脏与膈膜之间为“肓”。也就是说，病邪已经深入内脏，危及生命。

身体的不通也是一样，如果只是经络不通，它还属于“病在肌肤”的层面，不严重。等到这种“不通”影响脏腑的时候，危害可就大了，甚至是致命的。所以，痤疮、湿疹、心脑血管病、癌症，都是因为身体不通，只不过轻重程度不一样。

皮肤的毛孔不通，就会长痤疮；甲状腺不通，就会形成结节；血管不通，就会出现一系列微循环障碍；腿部血脉不通，就会发展成静脉曲张；颈部气血不通，就会得颈椎病；心脏不通，就会导致心肌梗死；某个脏器瘀堵太严重，就会长出肿瘤……这个清单可以列得很长很长。

所以，大家千万不要觉得，这个“不通”没什么了不起。虽然你短期可能看不出多么严重的症状，顶多是脸上、背上冒出几颗“痘痘”，或者是肩膀疼，但诚如高秉钧在《疡科心得集》中所说的那样：“癌瘤者，非阴阳正气（人体正常功能活动的统称）所结肿，乃五脏瘀血浊气痰滞而成。”

不管是气滞血瘀，还是痰凝湿聚，所有的这些“不通”，都会让气血不和、脏腑失调，甚至让病邪集聚。时间长了，你体内的正气越来越弱，邪气越来越强，就会生病。

至于病情的严重程度，跟你平素体内的正气有关，如果你先天体质比较好，这个疾病的发生就要花更长时间。然而，由于浊邪集聚的力量已经非常强，带来的疾病也往往是致命的，就会给人一种“从不生病的人一生病就是大病”的印象。

说说我的“四通”保健法

前面说了，很多疾病都是身体不通的结果，所以想要健康长寿，就得让身体保持通畅。我自己有一套坚持了几十年的养生保健秘诀，就是“四通”保健法。这“四通”中，“三通”是关于我们的身体，“一通”是关于我们的情志，身体和情志都通畅了，健康自然就不会远离我们。

身体上的“三通”，是指大便通、小便通、毛孔通。“三通”能疏通人体脏腑、管道，使人体气血、经络通畅，能及时把人体代谢的毒素、垃圾排出体外，保持人体的脏腑平衡、气血平衡、阴阳平衡，从而达到健康长寿的目的。下面我就给大家具体介绍一下“三通”。

1. 大便通。从生理角度来讲，人从吃进食物开始，到食物经过消化吸收形成粪便排出体外，一般需要 24 ~ 48 小时，两次大便的间隔时间一般是 1 ~ 2 天。由于个体的差异，每个人排便习惯不同，有的人 1 ~ 2 天排便 1 次，有的人每天排便 1 ~ 2 次。虽然排便间隔时间或排便次数不同，但只要粪便性状正常，不干不湿，且排便通畅，都属于正常。

如果因为某种原因，粪便存留在肠道内的时间过久，粪便内所含的水分被过度吸收，就会导致粪便过于干燥、坚硬，大便秘结，排出困难，排便时间延长，让人 2 ~ 3 天甚至更长时间才排便一次，排出的粪便形状像羊屎或兔屎一样，呈圆球状，这种排便困难以及次数太少，就叫作便秘。

便秘会导致体内毒素堆积，那么粪便中到底有什么对身体有害的东西要及时排出体外呢？粪便中含有水分、食物残渣、细菌中的酶对食物残渣进行发酵和腐败作用产生的气体等，这些物质在大肠停留时间过久就会被身体吸收。这些藏在粪便里的东西，都是对人体有害的垃圾、毒素，应该每天排出体外。它们多在体内滞留一分钟，就多毒害身体一分钟。所以，我们要养成每天排便的好习惯，排出毒素才能一身轻松。只有大便通畅，血液中的有害物质才能被迅速削减，避免出现高血压、心脏病、脂肪肝、肥胖症及关节炎等疾病。

2. 小便通。小便通是指每个成年人一天要排尿 5 ~ 6 次，共排出 1500 毫升左右颜色清亮的尿液。小便通畅，也是为了让身体内的毒素通过小便及时排出体外，有利于身体健康。尿在肾脏内生成后，通过输尿管送到膀胱，当膀胱内的尿液贮存到一定量时，会刺激尿道的感受器引起排尿，将尿液通过尿道排出体外。尿液的成分主要是水分和身体代谢的最终产物，如尿素、肌酐、尿酸、尿色素、氨等，其中的尿素、肌酐、氨等若大量积累将对身体有害，必须通过尿液及时排出体外。

要做到及时排尿，保持小便通畅，就要多喝水，同时少吃、最好不吃油炸煎烤的使人容易上火的食品。那么大家经常听到要多喝水，到底喝多少才是“多”呢？

其实这个“多”也不是多多益善，仍然要有个度。大家也许看到有人说每人每天要喝1200～1500毫升水，有人说要喝1800毫升水，有人说要根据体重计算。其实喝水量不必太机械，我教大家一个衡量喝水够不够的办法，就是看小便的颜色。如果小便呈黄色，表明喝水不够；小便颜色清亮、透明，表明喝水够了。在日常生活中，我们要适当多喝水，保持小便畅通，促使身体内的毒素通过尿液排出体外，以保持身体健康。

3. 毛孔通。毛孔通是指让汗毛孔张开，微微地出汗，将身体内的毒素通过汗液排出体外，这也有利身体健康。大家可能不知道，人的皮肤上有200万～250万个汗腺可以分泌汗液。汗液的主要成分有水、氯化钾、氯化钠、碳酸钙、尿素、尿酸、乳酸等。尿素、尿酸、乳酸都是人体代谢产生的，要通过汗毛孔张开微微出汗，才能将其排出体外。

我国自古就有出汗养生治病的做法，比如冬天受寒感冒时，喝姜汤、盖被出汗治感冒，热水烫脚发汗养生等。出汗可以通经活络、疏通血脉，还可以清洁汗毛孔，排出体内的有毒物质及废物，还有调节体温和保护皮肤的作用。如今相关研究者还发现，在每个汗腺内都存在免疫球蛋白A，它能阻止外界细菌和病毒从汗毛孔进入人体，同时通过汗毛孔出汗来个“大清洗”，将细菌、病毒等有害物质“驱逐出境”，以保持身体健康。

身体通畅了，情志也要通畅。我们在每天的生活、工作、学习中难免会遇到一些烦心事儿，如果得不到及时开解，闷在心里，时间久了同样会在身体上表现出来，导致一些疾病，这就是常说的“心身医学”。所以，仅仅身体通畅还不行，情志也要通畅，这样才能健康。

这个“四通”保健法，是我在学习古人养生的基础上，加上自己的生活习惯和保健做法，归纳总结出来的一套养生保健法。具体的方法，在后面我还会给大家仔细讲讲。

通过小便可以看自身健康

在经验丰富的医生眼中，小便是身体的“显示器”，尿液的量、色、质、味、形态以及排尿感觉等方面发生的异常变化，可以成为诊断疾病的依据。

正常的尿液是淡黄色的透明液体，颜色主要来自尿黄素。如果变成无色透明，而且量比较多，说明水喝得多了；相反，如果颜色暗黄或呈琥珀色，量也少，说明水喝得不够，身体开始缺水了。一些食物或者药物也会影响尿液的颜色，比如胡萝卜摄入过多会使尿液呈橙色；甜菜根、紫火龙果摄入过多会使尿液呈红色，利福平等药物也会使尿液呈红色；维生素 C 服用过多，或者食用了很多含维生素 C 丰富的食物，会使尿液呈亮黄色；一些泻药、化疗药物会使尿液呈蓝色或绿色。

还有一些疾病也会导致尿液颜色、性状的改变，比如有肝胆疾病的人尿液有时会变成浓茶一样的棕褐色；有肾结石的人尿液有时会比较浑浊，甚至有小的结石颗粒；尿路感染会导致尿潜血，就是尿液中混有红细胞，所以会呈不同程度的红色；肾脏疾病、丝虫病患者会有乳糜尿，是肠道吸收的乳糜液溢入尿中，使尿液呈乳白色；如果尿液表面漂浮着一层细小泡沫，而且长时间不散，这可能是早期肾炎或前列腺炎的表现。

如何判断尿液的改变是正常的还是病态的呢？一般来说，由食物或药物引起的尿液改变表现比较单一，不伴随其他症状；而疾病不仅会导致尿液的变化，还伴随各种各样的症状。比如尿道炎、泌尿系统结石，除了尿液变成红色之外，还会出现尿痛、尿频的症状；肝脏问题不仅会导致尿液颜色变深，还会伴随黄疸、腹部疼痛的症状；肾盂肾炎、膀胱炎或肾结石的患者，还伴有尿道发热、排尿异常，甚至腰痛的症状。

除了颜色和性状，尿液的气味也可以反映健康状况。正常的新鲜尿液是无味的或有淡淡的氨味，不会有刺激的臭味。之所以会有“尿骚味”，是因为尿液放置久了，其中的尿素分解产生了气味。某些疾病会导致尿液气味的改变，比如糖尿病酮症酸中毒的患者尿液会有略微酸腐的苹果味，这是患者血液中的酮体进入尿液产生的；细菌感染可能导致尿液产生腐臭气味；膀胱炎患者的尿液有很刺鼻的氨味。

除了这些显而易见的变化，我们还可以借助医学检查来检测尿液的生化改变。现代人很注重健康，很多人每年会定期体检，其中有一项必检项目就是尿常规。一般来说，尿常规结果可以提示四大类疾病：肾病、糖尿病、泌尿系统感染、其他疾病。下面我逐一介绍：

1. 提示肾病的项目：酸碱度（pH）、比重（SG）、尿蛋白（PRO）和颜色（COL）等。正常尿液的 pH 值在 4.6 ~ 8.0 之间，升高见于碱中毒，降低见于酸中毒。尿液比重在 1.005 ~ 1.030 之间，升高见于心力衰竭、高热、脱水和急性肾炎等情况，降低则见于过量饮水、慢性肾炎、尿崩症等。正常尿液中不含血细胞和蛋白质，或极少。尿蛋白含量与多种肾脏疾病关系紧密，比如各种肾病、泌尿系统感染、结石、恶性肿瘤、肾小管酸中毒、重金属中毒、肾移植等都可以使尿蛋白增高。如果检查结果中尿蛋白检查呈阳性，应该尽快就诊肾病科做进一步检查。

2. 提示糖尿病的项目：酸碱度、尿蛋白、比重、糖（GLU）和酮体（KET），尤其是糖和酮体，对于诊断糖尿病具有指导作用。正常情况下，尿糖和酮体都应该是阴性的。

3. 提示泌尿系统感染的项目：白细胞（WBC）、隐血或红细胞、亚硝酸盐（NIT）、颜色和浊度（TUR）。泌尿系统被细菌感染时，尿中往往出现白细胞（正常情况下每高倍镜下白细胞不超过 5 个），尿液颜色、浊度也会发生变化，亚硝酸盐有时会呈阳性。

4. 提示其他疾病的项目：酸碱度、比重、胆红素（BIL）、尿胆原（URO）、颜色及其他指标。尿胆原是结合胆红素排泄至肠道，被肠道细菌作用还原而成，大部分随粪便排出，小部分由肾脏排泄。胆红素由衰老的红细胞被破坏后释放出的血红蛋白降解而成。正常情况下，尿胆红素为阴性，尿胆原为弱阳性。在患有肝脏功能障碍、热性病、心力衰竭、溶血性黄疸、肠梗阻等疾病时尿胆原增多，在患有胆总管梗阻及肝细胞性黄疸等疾病时尿胆原减少。在发生肝细胞性黄疸（如急慢性肝炎、肝硬化、肝癌）及梗阻性黄疸（如胆石症、胆道肿物、胰头癌等）时，尿中胆红素会增多。

除了以上这些变化，观察尿量、排尿感觉的变化也很重要。次数和尿量出现异常都是疾病的征兆。

如果发生尿量增多，小便清长量多，夜尿频数，可能与身体肾阳虚衰、体质虚寒有关，也可见于糖尿病、饮水过多、精神紧张、气候寒冷等情况。而尿量减少则多是因为受热或大汗伤津，体内津液匮乏，或是因为水液气化不利，停留体内。尿量减少多见于各种热病和水肿。如果尿量少，但是小腹充盈，则是尿潴留，多是由膀胱气化不力或尿道阻塞导致的。

排尿次数增多，中医称为“小便频数”。小便频数，尿短赤而急，是湿热熏蒸下焦所致，提示膀胱湿热；小便频数，而且量多色清（尤其夜间尿多），多是下焦虚寒、肾阳不足、肾气不固、膀胱制约失司导致的。

中医讲：小便不畅，点滴而出为“癃”；小便不通，点滴不出为“闭”，合称“癃闭”，西医称之为“尿潴留”。《黄帝内经》中说：“膀胱者，州都之官，津液藏焉，气化则能出矣。”可见小便排出有赖于膀胱的气化功能，气机升降，出入有常，则小便通畅；若气机不畅，则出现癃闭。

治疗癃闭，我国著名中医赵绍琴有一个验方：苏叶、杏仁、枇杷叶各 10 克，水煎服。这种治法被称为“提壶揭盖法”。喜欢喝茶，尤其是功夫茶的人都知道，在茶壶盖上有一个小孔，是为了平衡壶内外的气压。如果没有这个孔，壶里的水就不能畅快地流出。提壶揭盖，顾名思义，就是将壶盖打开，使空气进入，让壶中的水顺畅流出。提壶揭盖法就是运用宣肺或升提的药物，使肺气宣发，达到小便下利的效果。

毛孔通，发汗可助除外邪

有人可能会问，出汗也是养生的方法吗？当然是。出汗是人体的本能之一，比如天气炎热的时候，机体为了散热就会出很多汗，这样才能把体温降下来。如果汗出不来，人就要中暑。

大家可能都有这样的体会：有时候伤风了，体温不断升高，可是汗就是出不来。这个时候，煮点儿葱姜水喝下去，盖着被子捂一捂，出一身大汗之后，病就好了大半。这就是出汗的作用。别小看出汗，中医将通过发汗来祛邪外出、解除表证的治疗方法称作“汗法”。汗法也叫作“解表法”，是中医治病八法之一，深得医圣张仲景的青睐，有使腠理开泄、气血流畅、营卫调和、解除肌表邪气的作用。

汗法对于治疗外感疾病最有效。什么是外感？中医说的“外感”，是指因感受、遭受到外部邪气（通常是风、寒）而引起的疾病。打个比方，晚上睡觉没盖好被子，夜里着凉了，第二天起床后头痛、怕冷、流鼻涕，这就是外感。又或者夏天中午在室外工作，被暑气所伤，突然昏倒，这也属于外感。无论是风、寒、暑、湿、燥、火，只要是由外邪入侵引起的疾病，就都属于外感。

外感是一大类疾病，不过在普通老百姓的心里，外感有时候会跟伤风感冒画上等号，因此不太被重视。其实外感也会带来非常严重的后果。张仲景在《伤寒论》中说，他的宗族原来人丁兴旺，但是从建安年号开始，不到十年时间，就因为伤寒而病死大半。伤寒是因寒所伤，当然也是外感，因此我们不能轻视外感。

外感既然是病邪由外而来，那么首先侵入的地方自然就是和外界接触最多的毛孔和肺。《医学心悟》中说："百病起于风寒，风寒必先客表，汗得其法，何病不除！""解表"就是解除"表"证，发汗解表最大的特点就是"透"，把邪气从身体里透出去，让它从哪儿来就回哪儿去。如果治疗外感不懂得"透"，而是把外邪留在身体里治疗，病虽然治好了，但身体也受到了伤害。

那么，怎么发汗好呢？我有一个好办法，就是喝粥。喝粥好处很多，比如前一天应酬喝了很多酒，第二天起来胃难受，我们就常会喝粥养养胃。咱们国家有个长寿乡——江苏省如皋市，那里七成的老年人有"二粥一饭"的饮食习惯，每天早晚都要喝粥。药圣李时珍在《本草纲目》中介绍了36种药粥，有健脾、开胃、补气、宁神、清心、养血等功效。《养老奉亲书》《太平圣惠方》《圣济总录》中，更收录了药粥方近300个。由此可见，对于中医而言，喝粥不仅可以延年益寿，还是治疗疾病的一种手段。

在张仲景的《伤寒论》中，桂枝汤服法的部分是这样写的："服已须臾，啜热稀粥一升余，以助药力。"就是说，服用桂枝汤之后，还要喝热稀粥来帮助药物发挥作用。为什么要这么做呢？原因有两个：一是汗液也是人体津液，发汗难免有损身体，可借粥的水分和粥中谷物来补充损耗的津液和养分；二是热粥可以鼓舞阳气，帮助发汗。由此可见，桂枝汤和热粥是焦不离孟的关系，两者缺一不可。

做饭的人都知道，煮粥是很花功夫的。我们常说“熬粥”，可见一碗好粥是文火慢工花心思熬出来的，可不是一碗米饭加了热汤开水就变成了粥。清代诗人、美食家袁枚说过：“见水而不见米，非粥也；见米而不见水，亦非粥也。必使水米融洽，柔腻如一，而后谓之粥。”经过长时间的煮制，米中的营养物质充分溶入水中，才能起到养生祛病的作用。

要发汗解表，喝什么粥好呢？我给大家推荐两款粥——葱白生姜粥和生姜紫苏粥。这两种粥的原料都很好准备，超市或者市场里就能买得到。

首先介绍一下葱白生姜粥。原料是糯米 50 克、葱白 30 克、生姜 15 克、米醋 50 毫升。做法和平时煮粥差不多，先将糯米洗净，加适量水煮成稀一些的粥，然后加入葱白、姜片，一起煮 5 分钟，最后加入米醋，搅拌均匀就可以关火了。趁热喝，然后盖着被子发发汗，对于风寒感冒非常有效。一般连喝 3 ~ 5 次，感冒就痊愈了。

这个粥方中，葱白、生姜辛温发散，能将风寒驱出体外，使病情缓解；糯米性温，熬成粥后可以滋养身体。外感风寒时，来一碗这样的粥，治疗效果特别好。

再来介绍一下生姜紫苏粥。原料是粳米 50 克、紫苏叶 10 克、生姜 3 片、大枣 3 枚。做法和上面一样，先将粳米和大枣洗净，加适量水煮成粥，粥黏稠时加入紫苏叶、生姜，粥成后趁热服用。这里面紫苏叶的作用和葱白一样，都是发散风寒。煮的时候要注意，紫苏叶不能煮得过久。我们可以闻到紫苏叶有一股独特的气味，这是里面的挥发性物质在起作用。煮久了，效果就没有了。所以，一般放入粥里煮到再次开锅就可以了。

喝粥发汗时，有几个注意事项，大家要留意：

1. 粥要趁热服用。这样才能起到辅助发汗的作用。

2. 不能空腹服用。喝粥前，要先吃点儿别的食物。

3. 喝粥之后要盖被子。为什么患风寒的时候没有汗呢？这是因为风寒侵袭人体体表，阻遏阳气的运行和阳气对阴液的蒸腾作用，所以有汗发不出来。这个时候，人体内的阳气还没有亏损，盖上被子可以让阳气得到有效的蓄积，自然就能使阴液以出汗的形式蒸腾出来。这就像冬天农民给蔬菜扣大棚一样，是为了保暖。

4. 要以微微出汗为佳。大汗淋漓不但不能有效治疗疾病，而且使阳气随着汗液外泄。有的人感冒后让自己发汗特别多，甚至把被褥都湿透了，这样做虽然能很快缓解症状，可能马上就退热了，但是往往很快就会反复，又出现发热，这就是发汗不当导致的。

让身体出汗，还有一个方法，那就是运动。运动的好处众所周知。我想在这里提醒大家，运动出汗应该有度，一般微微出汗就可以了。喜欢游泳的朋友，上岸之后一定要把身体擦干。如果不及时将水擦干，毛孔遇冷就会闭合，湿气就会被堵在体内。

保证腑的“虚”，其实就是畅通

中医对身体的认识，不是从一个个脏腑单独来认识的。中医看的是人的整体，用比较确切的话来讲，中医关注的是人体的整体健康。整体健康我们都明白，指的不是某一个脏器比较好，而是身体整体的状态正常。

那么中医认为什么样的身体是整体比较健康的呢？人体如果是一种“虚”的状态，就是比较健康的。当然大家要注意，这个“虚”和身体瘦弱、体质不好不是一回事。这里的“虚”，指的是不满的意思。

中医认为，脏和腑应该是两种不同的状态，脏器中精气应该比较实，这些精气维持着人身体的功能运转，但是身体的腑，应该保证虚的状态。所谓虚，就是空虚的状态。

那么什么叫作空虚的状态呢？中医看来，身体内不管是摄入了哪种物质，在体内存在的时间都不能超过 24 小时，超过 24 小时没有排出，身体就不能保持一个虚的状态。旧的东西出不来，新的东西就进不去，这是最有害身体健康的。

中医需要通的腑一般常指胆、胃、大肠、小肠、膀胱。若是它们中的任何一个长时间不通畅，不能达到一种虚的状态，就很容易生病。其中，胆腑不通，容易出现胆结石；胃腑以及大小肠不通，容易形成梗阻；膀胱不通，容易形成尿潴留，这些都是危害健康甚至危及生命的疾病。

我们的身体是很“聪明”的，为了保证每个脏腑的通畅，机体有它自己的调解模式。只要这些模式没有被打破，保证机体通畅就是一件很容易的事情。

一般来说，保证胆腑通畅的方法，主要是规律饮食。新的一天开始了，在吃早饭的时候，人就会分泌胆汁，胆汁能够流通，就不容易形成胆结石。这就告诉大家，吃早饭是很有必要的，因为一夜没吃东西，胆汁一夜没有排出，如果早晨还不吃东西，胆汁持续瘀积，就是胆结石形成的因素之一。

保证肠胃通畅最主要的是形成好的排便习惯。有很多人说自己是便秘体质，就是不容易排便，这里我想告诉大家，很多时候便秘是自己“作”出来的。因为在正常情况下，身体本身是很通畅的，但是有的人因为种种原因在需要大便的时候没有去大便，长时间憋着不排便，这就会导致大便内的水分在肠道内被重新吸收，长此以往就容易导致便秘。所以说有便意就要及时上厕所，这是保证胃肠通畅的关键。一般在临床上，我们遇到肠道不通畅的患者，只要把他的肠道调理通畅了，疾病就会好大半。

最后一个就是保证膀胱的通畅，这个和保证胃肠道通畅是一样的道理，就是不憋尿，需要小便的时候尽量去小便。长时间憋尿也是引发尿失禁的原因，尿失禁在女性中发病率还是相对较高的。

只要大家能保证各个脏腑的通畅，让身体处于一种“虚”的状态，新的营养能够顺利进入，废物能够得到及时代谢，就给身体健康提供了一个必要的基础条件。

堵出来的病，真的能够消除吗

大家不用想都知道，这个问题的答案，一定是肯定的。除非真的已经病入膏肓，脏腑长出了癌肿，那时候身体已经不可能给我们太长时间去疏通各种严重的瘀堵。平日里我们身上出现的各种小病小痛，都是可以消除的。

打个比方，大家可能或多或少都经历过厨房下水道堵塞的情况，如果下水道畅通无阻，你压根不会感觉到它的存在，因为一切正常，不会给你带来烦恼，你也不会关心它。

但当你发现洗碗池中的水下得越来越慢，就知道是下水道有点堵了。这时候你拔下管子，会发现果然管壁上挂着一些脏兮兮的东西。你把它清理掉，管子就恢复正常了。

如果这时候你不管，等到某一天水几乎无法流下去时，就会发现管道的某一段严重堵塞。你费劲地把那段管道中的脏东西掏出来以后，才能畅通。

我们身体跟这个管道有很多共同处，但区别在于：不管怎样，管道总是能被疏通的，顶多就是多花时间多花钱，但身体不一样，如果瘀堵太严重，就没有办法医治了。

大家知道，亡羊补牢虽然不算晚，终究还是有损失的。最好的办法是，在瘀堵刚刚出现的时候，就马上采取措施。这就要求大家能够了解身体不通的一些症状，一旦发现端倪，就及时进行干预，让它不至于发展得更严重。

该怎么干预呢？中医有很多办法，可以药疗，可以食疗，可以推拿、按摩，还可以刮痧、拔罐等。中医有很多治病方法和原则，都是围绕着“除瘀消堵”进行的。

只是，治疗不同的瘀堵，需要采用的方法也不一样。比如经络不通，我们往往通过按摩、刮痧、拔罐、针刺等方式。如果是水湿不通，肯定就不能这样做，那得用药物深入脏腑调理。具体的疏通方式，得结合具体病机来选择。

另外需要提醒大家的是，虽然这堵出来的病能疏通好，但是需要时间。冰冻三尺非一日之寒，浇上一桶开水固然解冻更快，但用猛药肯定伤身，所以我们一般都会慢慢调理，把各处堵塞的节点一点点地化解、疏散开，并且让病邪排出体外，从而百脉畅通一身轻松。因而，大家不要心急，该有的疗程不能省，急于求成往往有反作用。

身心都畅通，无病活天年

我今年 80 多岁了，每周的一、二、三、四出门诊，带徒弟、研究生及进修医生，周五备课写讲稿，为徒弟和学生讲课。近三十年全勤，没请过病假，说话声音洪亮，走路步伐较快。要说起我有什么诀窍，那就是保持心情愉快。

我们生气、郁闷的时候，经常会说自己“心里堵得慌”。你明知道自己生气是情绪上、心理层面上的问题，可是身体上也是有感受的——你能感觉到一股气堵在胸口，让你闷得难受。

这就是情志不通所带来的机体不通畅，所以我们养生，讲究的是身心都要畅通，这样才能无病无痛，享受天年。

话虽这么说，做起来又谈何容易呢？就连我到了这个年纪，早已过了“从心所欲不逾矩”的年岁，很多事情也都看开了，也依然不能做到心如止水、不喜不悲，更何况年轻人呢？

人有七情六欲，有偏爱嗜好。有时候明知道愤怒和恐惧毫无意义，可就是控制不了自己的情绪。明知道抽烟酗酒伤身体，还是管不住自己的嘴，这很正常。如果我们懂得的道理都能一一做到，那不知道人类要进化得多么惊人了。

话又说回来，我们是真的“管不了”自己，还是没有足够的决心这样做？我认识一些老年人，脾气很倔，明明身材肥胖，血脂、血压、血糖都高，还是管不住自己的嘴，爱吃甜的，爱吃肉，怎么痛快怎么来。想要他们忌口，简直是万难。

可是当我拿出撒手锏的时候，他们往往就乖乖忌口了。我跟他们说，你觉得自己的命不足惜，活多少岁算多少岁，可是你想想，万一你中风瘫痪了，或者得了癌症，拖上好几年甚至十几年，这得给儿女带来多大负担。花钱就不说了，他们年轻人现在压力那么大，你就忍心让他们为你担惊受怕、时刻操心？

很多时候你觉得自己做不到，其实是不想做。或者说，在你的观念里，它还不够重要，所以你没有足够重视，没有调动起意识的力量。

我讲这个的意思是，大家首先要在头脑中强化健康意识，你得自己想健康，才可能真的健康。你认为身体畅通、情志畅通很重要，才会在日常生活中注意保持它们的通畅。因为，为健康保驾护航最强大的力量不是来自医生，也不是来自药物，而是来自我们自己。

第二章 化痰祛湿病不找

在导致身体不通的各种原因中，湿邪肯定是不得不提的。我们生活中的很多身体问题，其实都和湿邪有关。古书说：『千寒易除，一湿难去。湿性黏浊，如油入面。』由于湿性重浊而且黏滞，所以特别容易留滞在脏腑经络中，常常阻遏气机，而且你很难摆脱它，时间久了就会导致身体出现瘀堵，慢慢就形成各种病证。所以，很多身体不通的人，都需要祛湿。

身体里的湿气是什么样的

“湿气”作为导致身体不通的罪魁祸首之一，大家对它并不陌生，我们经常能听到有人说“南方湿气太重，得注意祛湿”，或者“最近下雨多，要当心湿气”。那么，这个大家总念叨的“湿”，到底是一种什么邪气呢？下面我就给大家说一说。

中医认识湿气最先是从自然环境中开始的，在雨后或者长夏，太阳晒得水汽在环境中氤氲，而人身上也会出现黏糊糊的潮湿感，那种感觉就是湿气带来的。在自然环境中，湿气最重的时候是长夏。长夏指的是在夏天之后，空气中水分最多的时候。

北方相比于南方，湿气没有那么重，所以以前我们讲感受到湿邪的时候，大多是针对南方人。但是现在，很多北方人体内湿气也很重，因为夏天大家总是待在空调屋里，而且过食生冷，所以不论南方人还是北方人，在如今这个社会都要注意防湿。

这种环境里的湿，是“外湿”。还有一种“内湿”，是因为我们身体的消化系统运作失常，水液代谢出了问题，或者因为喝水太多、过食生冷等原因，导致津液停聚，从而形成内湿。

感受了湿邪以后，除了身上“不爽”，身体内部自然也是黏糊的，所以人就会表现出疲劳、乏力、身体困倦等症状，头会感觉很重，像裹着东西一样。

另外，湿邪的黏糊也体现在人的感觉上。比如有湿邪的人，往往会觉得嘴里黏黏的，有的时候还有一种黏腻的甜甜的感觉，很不舒服。

湿邪困在不同的地方，人的感受是不一样的。湿邪在脾胃，就会出现脾胃胀满或者痞满的感觉，吃东西也会减少，也就是中医说的“纳差”。因为湿邪困阻，会影响到人的消化功能，所以这些症状都是消化系统的症状。

当湿邪困阻在肠胃的时候，慢慢地会化热。湿邪化热的时候，需要一个出路，就会顺着肠道进行排泄。当湿邪没有化热的时候，大便是黏腻不爽的；当湿邪化热的时候，会出现肛门灼热的情况，这些都是湿邪引起的。其实大家观察自己的大便最能了解自己的脾胃情况，当大便很黏甚至上面出现泡沫状，这就是体内有湿邪的表现。

湿邪除了困阻在消化系统，也可以困阻在泌尿系统。我们很少见到单纯的湿邪，在膀胱中的湿邪也是容易化热的。当湿邪化热的时候，就会出现小便灼痛的感觉，这就是湿热之邪在热灼泌尿系统。

湿邪除了困阻在身体的脏腑组织中，还可以分布在全身，这就体现了湿邪弥散的特点。当湿邪弥散到身体的每一个部位，整个身体都会感受到困重不爽、乏力。

自然界的湿气是弥漫的，到处分布，人体的湿气也是这个样子，并且湿气容易和身体的正常组织、器官等胶着在一起，祛除起来也是很困难的，所以湿邪的发现、祛除都需要时日，大家急不得。

状态像熊猫，小心痰湿壅滞

有些人体内的湿气更多是受到外在环境或者自身生活习惯的影响，但有些人则是因为天生是痰湿体质。这种体质的人主要表现有形体肥胖、身体困重、少气懒言、嗜睡、痰多、头晕等，这种状态看起来就像大熊猫，所以也有人说这是“熊猫病”。

“六邪”之中，湿邪是最难祛除的一种邪气，因为湿气在身体里面是弥散状态的，所以想要祛除湿邪，就非常困难。

由于湿邪很难祛除，当湿邪在身体某处或多处出现异常积留时，就会形成痰湿，这是一种病理性产物。大家要注意，这里的“痰”跟我们平时感冒、咳嗽、咽喉发炎时候吐的痰不一样，它指的是人体津液的异常聚集，由湿邪所致。

所以痰湿体质的人就需要格外关注身体是否畅通。体内被痰湿壅滞，常常会因为不通而产生很多疾病，这些疾病往往没有定性。由痰湿引起的疾病范围很广，古人称“百病皆由痰作祟”，就说出了痰湿的致病特点，也道出了它的危险性。

由痰湿导致的最严重的疾病之一就是中风。中风发病往往很突然，其病机就是中医里面说的“风痰上扰，风痰入络”。

除了可怕的中风，痰湿往往还会导致眩晕。眩晕的感觉就像是在车上或者船上一样，天旋地转的，这也是由于痰湿之邪上扰了神窍，从而导致神窍被痰湿蒙蔽，进而出现眩晕症状。

由痰湿之邪引发的疾病还有很多，这里我只是举出了两个最常见的疾病。总的来说，所有由痰湿之邪引发的疾病都有一个共同的发病特点，那就是很急促。

对于痰湿体质的人来说，首先要认清自己的体质特点，其次就是注意到痰湿之邪容易引发的疾病有哪些，尽量避免接触这些疾病的诱发因素或者危险因素，从而避免这类疾病的发生。

我年轻的时候，还是住院医生，当时需要在各个科室轮转。有一个月，我轮转到急诊科，急诊室接诊的好多患者都是中风发作。这些患者里面，可以说60%都是痰湿体质的人。他们本来就是痰湿体质，饮食上还不注意，经常大鱼大肉、喝酒，诱发了中风。所以，原本就是痰湿体质的人应该注意方方面面，本身体质就已经是中风的高发因素，再叠加其他方面的危险因素，就会加速中风的发病进程。

因此，我想提醒大家，一定要了解痰湿体质的特征，先辨别自己是不是痰湿体质。如果是痰湿体质，就要格外注意预防中风等由痰湿壅滞带来的疾病。

如何理解“胖人多痰湿”

既然痰湿体质的人需要格外警惕痰湿壅滞，那么痰湿体质都有什么信号，或者说，哪些人属于痰湿体质呢？

其实很好辨别，那些身材比较胖、痰很多的人，往往就是典型的痰湿体质。

现在我们以瘦为美，减肥对很多女性来说成了一个永恒的话题。当然，有些人只是把减肥挂在嘴边，也有很多人为此付诸行动，有的人用药物减肥，有的人运动减肥，有的人干脆禁食来控制体重。但是在减肥的路上，总会有这样的一大群人，他们越减越肥，不仅反反复复减不下来，而且平日里喝口凉水都能长胖。

这里我想给大家说的就是为什么有的人总是减肥不成功，减肥药到底适用于什么样的体质，以及为什么我们不主张大家滥用减肥药。

首先说一下中医对肥胖的认识。中医认为“胖人多痰湿”，说的是胖人都是痰湿比较重的，这句话其实我们也可以反过来理解，两者是一种恶性循环，由于胖人体内多痰湿，而痰湿多了，也容易导致肥胖。可以这么说，很多肥胖的人是痰湿体质。

除了痰湿体质之外，我们还可能因为三种情况导致痰湿，分别是胃火过盛、气滞血瘀和脾胃虚弱。但这三种的比例相对较少。

明白了肥胖形成的原因，我再来说一下减肥药为什么对这些人不管用。现在的减肥药主要是通过促进代谢、利水渗湿减体重，有的减肥药吃过之后会腹泻，这都是利水导致的。

使用减肥药的初期，很多人都是有效果的，这是因为促进了体内水液的排出，所以人的体重会减轻，但长期使用是不适宜的。对于胃火过盛的患者，减肥药还是有很大帮助的，但是另外三种证候的患者，只会越用体重越重。

因为，长期利水泻下易导致脾胃阳气受损，慢慢地形成脾虚，脾虚就会出现代谢不好的情况，让人变胖。同时，脾虚会导致痰湿不能运化，也会生痰湿，痰湿多了，人也会变胖。这就是为什么有的患者在服用减肥药一段时间之后，其他条件没变，体重却反弹了。

所以对于想要减肥的人，建议大家最好不要盲目使用减肥药，若是想要服药减肥，还是推荐对证开具相应的中药。我认为减肥最好的办法是运动和控制饮食，同时根据自己的情况进行相应的药物调理，这样效果会非常好，并且避免复发的风险。

脾湿肥胖试试神术散

由于“胖人多痰湿”，而想要减肥需要分好证型，对证治疗才能疗效显著，那么这里我就来讲讲这种特别常见的脾湿型肥胖应该怎样治疗。

脾湿型肥胖有什么症状呢？首先，黄色是脾的本脏色，如果脾虚，脾的本脏色不能内藏，就会表现出面色偏黄，面部有污浊感，看上去不清爽。

脾湿型肥胖主要与水液代谢失调有密切联系，脾虚不能将水湿转化为精微物质，反而积聚在体内成了一种邪气。所以舌质通常偏暗淡，有齿痕，舌头上的水分也很多；还会有懒动、胃脘胀满、口腻纳呆、腹痛便溏、头身困重或小便短少等表现。

很多人可能有疑问，肥胖的人大多有懒动的症状，怎么区分呢？其实脾虚型肥胖的懒动是想动而没有力气动，脾湿型肥胖的懒动是根本不想动。这样就能区分开了。

针对脾湿型肥胖，我们大家可以选用一个古方“神术散”，这是中国古代名医王好古的方子，用健脾利湿来达到减肥效果。

神术散的主要成分是苍术、防风、甘草、葱白、生姜。我们把苍术、防风、甘草直接磨成粉，每次用葱姜熬成的水冲服1克，每日2次。这样既能起到药引的作用，又能温阳利水，帮助减重。

苍术是一味很神奇的中药，一方面能健脾燥湿，另一方面还能运脾。现代研究表明，苍术富含维生素A，在治疗夜盲症的时候加上苍术效果也很好，所以说苍术很神奇，作用广泛。

防风在中医学中有“久服可轻身”的描述，这里的“轻身”指的是其能祛风胜湿，排出体内浊气。苍术和防风相配伍，能够起到很好的减肥作用。甘草在这里既能健脾气，又能调和诸药。

接下来给大家强调一下剩下的两味药：生姜和葱白。现在好多医生开方子很少使用这两味药，因为葱和姜太常见，家家户户都在用，不太像是治病的药。实际上葱和姜在历代方剂配伍中都是不可或缺的，巧妙搭配能起奇效。

生姜能温中和胃兼有利水作用。提醒大家一下，一定不能把姜皮去掉，因为姜皮的利水作用最好，去掉姜皮会使疗效大打折扣。

葱能温通利水，选择的时候是越辣效果越好。山东大葱味甜，佐餐很不错，但在这里用就不是很合适了，大家可以用北方的鸡腿葱或者黄葱，尽量选老葱，这样辣味更足，疗效更好。品种选好了，那么我们用葱的哪个部分呢？要选葱须以上1厘米，连着葱须一起用。

我们有的孩子或者老年人由于自身阳气不足导致尿失禁，就可以将葱白捣碎了调入蜂蜜，敷在肚脐上治疗。葱白可以温通阳气，阳气旺盛，运化功能就强，自然有利于减肥。

健脾化痰有助预防肿瘤

之前我们一直在讲一个名词“痰湿”，其实痰湿是一种特指，指的是痰饮停留在肠胃。痰饮是一个统称，指的是所有水液代谢的问题。它停留在特定位置的时候，就叫作特定的名字。名字不一样，表示水液停聚的位置也不一样。

这里我说的痰饮，就是广义的概念，不单单指饮停脾胃，指的是痰饮停聚在全身各个部位。那么痰饮是怎么形成的呢？它的主要成因是长时间的水液停聚，由水湿慢慢地变化成痰饮。而水湿形成的原因是脾虚，所以痰饮归根结底也是由于脾虚导致的。

中医有一句古话说“脾为生痰之源，肺为储痰之器”，说的就是我们的脾胃才是生出痰饮的关键。脾虚的时候，水液不得运化，就会出现痰饮。这些痰饮主要储存在什么位置呢？那就是肺脏。所以痰饮的患者，最常出现的症状就是咳痰。

除了咳痰很多，痰饮患者还会有其他的表现，比如身体困重，或者身体长脂肪瘤。其中，脂肪瘤是痰饮聚集的时间太长了，慢慢地就凝聚，长时间不通，形成了脂肪瘤。在普外科，脂肪瘤患者的手术一般都不是摘除一个脂肪瘤，而是全身好多个，因为痰饮无定形的性质，使得痰饮体质的人会出现很多个脂肪瘤这样的痰饮堆积。

先是脂肪瘤，再严重一点就会变成肿瘤。其实肿瘤的一个很明显的致病原因就是痰饮，长期不通，代谢物质聚集。

肿瘤很可怕，但从痰饮出现到发展为肿瘤，中间要经过很长时间。只要我们能够注意健脾化痰，哪怕是痰湿体质的人，也可以很好地预防肿瘤。

这里我给大家推荐一个健脾化痰方，方中用药由半夏、陈皮、党参、茯苓、白术、甘草、薏米、橘红组成。其中，半夏擅长化痰，陈皮、白术、橘红擅长健脾化痰，甘草、茯苓可以健脾，能够从生痰之源开始杜绝痰饮的形成。

上述药物用量是甘草、半夏各 9 克，其他药物各 12 克，每次煎药之前泡 1 小时。此方适合脾虚痰湿比较盛的患者，但是阴虚的人群不适合，因为用的药物都是性温燥的，阴虚的人用了恐怕更伤阴。

另外，痰湿患者也常常感觉到嗓子黏，这个时候，可以用陈皮煮水喝，能够起到健脾化痰的作用。坚持服用，会慢慢起效。

生活中常见的食物也能祛痰湿

前面我给大家讲了两个方子，一个是健脾利湿的神术散，一个是健脾化痰方，这两个方子都是用中药制成的，大家需要去药店抓药、煎药服用才行。

显然，很多人都是不愿意吃药的，尤其是对于湿气这种似乎不会给生活带来太大影响的东西，让大家吃药，很多人心理上还是比较抗拒的。那么，有没有食疗的方法呢？能不能用生活中常见的能够化痰的食物来祛湿呢？答案是肯定的。

现在我就给大家讲一讲生活中常见的能够化痰的食物。

第一种食物是萝卜。由于受到产地的影响，不同地方的萝卜品种各异，口感各异，功效也不同。有的萝卜比较辣，有的比较淡，还有的比较甜。一般来说，味道越辣，消食化积、祛除气滞的作用就越强；味道越淡，化痰利湿的作用就越强；味道越甜，化痰利湿的作用反而会越弱。所以大家在吃萝卜的时候，尽量还是选择辣的或者淡的，味甜的虽然好吃，但药效很弱。

味淡的萝卜是生活中大家用来化痰的好帮手。平时吃萝卜，可以生吃，因为萝卜做熟之后，它的甜味就会出来，相对来讲，化湿的作用就会减弱很多。

但是对于脾胃比较虚寒的人，生吃萝卜不适合，所以，萝卜到底是生吃还是熟吃，要根据个人的体质进行调整。

和萝卜一样有化痰作用的就是萝卜子，也就是我们中医所说的“莱菔子”。莱菔子不仅能化痰，还能够消食，对于消化不良又是痰湿体质的老年人来说，再适合不过了。后面我们要讲到的古方三子养亲汤，其中的一子就是莱菔子，化痰的效果很好。

第二种是陈皮。陈皮就是橘子皮，为什么中医叫它陈皮呢？是因为时间越久橘子皮的功效越好，也就是陈放的时间越长越好，所以叫它陈皮。陈皮能够化痰祛湿，还能够健脾，平时剥下来的橘子皮，先不要扔掉，把它们剪成一条一条的，晒干，泡水喝，代茶饮。长时间坚持，就能达到很好的祛湿效果。

第三种是梨皮。大家都知道冰糖雪梨是养生的好东西，可是却忘记了梨皮，其实很多营养成分还有药用成分都是集中在梨皮上的。梨皮能化痰止咳，所以下次在煮冰糖雪梨的时候，我们不要削去梨皮，要带着梨皮一起煮。

这三种东西都是我们平日生活中很常见的，祛湿化痰的效果也很好，大家平时可以根据自己的需要和季节选择服用。

痰湿蕴肺，送你一碗二陈汤

不管你是大鱼大肉吃多了变胖，还是根本不运动变胖，只要是肥胖，痰湿蕴肺的可能性就比较大。在我的门诊里面，痰湿蕴肺的患者大部分集中在肥胖人群中。

那么，什么是痰湿蕴肺呢？这是一种比较常见的症状，这里我就给大家讲一讲痰湿蕴肺的主要临床表现。

由于肺里有痰湿，大家当然就想把这些东西给清理出来，所以咳嗽、咳黏痰是痰湿蕴肺的主要表现之一。有这种症状的人说话的时候，你也会感觉到他的声音很不清亮，觉得声音很闷。有些时候，这类人嗓子里面还会发出呼噜呼噜的声音，或者有的人嘴里会有很多唾液，要不断地向外面吐才会感觉到舒服，这些都是痰湿蕴肺的典型表现。

我的一个患者，他就是唾液特别多，每次来我的门诊，都要带着一卷卫生纸，不断地擦嘴里面的唾液。候诊半个小时左右，他会用掉半卷卫生纸。这就是很明显的痰湿。痰湿不能化出去，停在身体里，就成了这个样子。

要说起痰湿蕴肺的病因，还要从脾说起。脾和肺的关系密切，脾的功能失调常会导致一些肺部疾病的发生。脾失健运，运化功能不好了，湿就会聚集，逐渐生成痰。痰到了肺里，就形成了痰湿内蕴。

我们中医的痰湿蕴肺证，如果要和西医的病名对应，那就是大家熟悉的慢性支气管炎、支气管扩张。这些疾病有了痰湿的参与，往往经久不愈，因为痰湿这种邪气比较黏滞，很难从身体里面祛除，所以得了这些疾病，就需要从调理体质开始，慢慢治疗。

如果你是痰湿体质的人，为了预防痰湿蕴肺，平时不妨多多锻炼，使得身体中气血动起来，加快水湿代谢速度。另外，也推荐平时用陈皮代茶饮，长久坚持，体内的湿就会去掉大半。

这里我推荐给大家一个经典方，叫作二陈汤。它有燥湿化痰、理气和中的功效。二陈汤的主要组成是陈皮、半夏、茯苓、甘草。半夏辛温性燥，能燥湿化痰、和胃降逆，为君药；陈皮可理气行滞，能燥湿化痰，为臣药；茯苓健脾渗湿，以助化痰之力，为佐药；甘草健脾和中，调和诸药，为使药。

大家可能会觉得奇怪，这四味药里面只有一个“陈”啊，怎么叫“二陈”呢？这是因为方子里面的半夏和陈皮，都是越陈越好，陈久则不会有过燥的弊病，所以叫“二陈”。

这个二陈汤是治疗痰湿的经典方剂，不过具体用量不能每人都一样，所以大家需要遵循医嘱使用这个方剂。

二陈汤虽然好，不过得去找医生定剂量。这里我再给大家推荐一个代茶饮，材料是陈皮 10 克、茯苓 20 克、薏苡仁 30 克、杏仁 10 克。痰多痰白、咳嗽痰稠、舌苔白腻的人，都适合饮用。

湿浊不祛除，关节会疼痛

前面我们一直在讲“痰湿”，这里又提到了另一个词“湿浊”，它是湿邪的另一种叫法，其实也就是湿气，取的是湿邪“重浊”这一特性。当湿邪长时间不能运化代谢出去的时候，就会聚集在身体某一个位置，我们叫它湿浊。

湿浊常见的临床表现有舌苔比较厚腻，眼睛或者口角的分泌物比较多。对于女性而言，有的患者会出现白带增多，而且白带的形态也不是正常的，看起来是秽浊的，这就是湿浊作祟。湿浊如果停留在肌表，就会发生肿胀；湿浊如果停留在关节处，就会出现关节痛。

明白了湿浊形成的原因，我们就能知道湿浊的主要治疗方案是什么。那就是化湿，将过去沉积在体内的湿邪化开。中医化这些湿浊一般会用哪些药材呢？首先介绍的药材是菖蒲。菖蒲的作用之一就是化湿。在古代，这味药常常被磨成粉末，专门给老年人服用，因为一般老年人体内都会有湿邪，所以先用菖蒲化一下湿邪。老年人的智力一般会慢慢衰退，而菖蒲还有益智的作用，这个益智不是通过补益脑髓产生的，它是通过化开在头脑部位的湿邪，间接地达到提升智力的功效。另外，菖蒲这味药还擅长宽胸，也就是心胸憋闷时，可以用来疏解。这几种作用的基本原理，都是菖蒲的化湿作用。

那么菖蒲该怎么用呢？我这里有一个小方子，叫作菖蒲酒，也就是用菖蒲泡酒来预防湿浊。大家可以先准备菖蒲10克、冰糖50克、米酒或者白酒500毫升。做法是先将菖蒲打碎了，再加入冰糖和米酒，然后一起放在阴凉干燥的地方储存，储存20天左右就可以饮用了。

需要注意的是，这个酒不是谁都适合喝，因为酒的性子燥烈，同时菖蒲化湿能力强，化湿能力强的中药容易伤阴，所以本身就阴虚的患者不适宜饮用。另外，对于糖尿病患者，是可以不加冰糖的。其实加入冰糖是为了调和一下口味，因此血糖本来就高的患者就不适合放糖了。

在饮用菖蒲酒时，我们也要控制量，最好一天不超过一两（50毫升），以防太燥烈伤阴。

现在我来介绍下一组中药，它们是藿香和佩兰。大家可以把这两味看成一组对药，对药就是要放在一起使用才会有更好效果的中药。这两味药气味芳香，化湿去浊的能力特别强，主要擅长祛除暑湿，所以在夏天中暑时，泡一点藿香佩兰水，就能缓解中暑的症状。这两味中药也是藿香正气水的主要组成部分。唯一不同的是，藿香正气水用酒来溶解药物，而代茶饮是用水来溶解，因此要是开车的话，藿香正气水是不适合服用的。别看是一小瓶藿香正气水，酒精含量还是比较高的，而这时候我们就可以自己泡藿香佩兰水喝。

最后我再介绍一个方子，叫作健脾化浊方，方子的成分有以下几味中药：党参、陈皮、法半夏、木瓜、菖蒲、土茯苓、苍术、甘草，其中能够健脾的有党参、陈皮、苍术、甘草，其他的中药能够化湿。法半夏能够祛除痰湿，木瓜擅长祛除风湿，菖蒲擅长祛湿益智，苍术既能健脾又能祛湿，以上几种中药一起服用，能起到健脾、化浊的作用。这个浊就包含多方面的浊，因为这里面的中药各有所长。

以上就是我介绍的几种化湿中药，再加上几种小方子，大家可以根据自己的情况酌情使用。但是大家一定要记得，不管是哪一种，只要是用于化湿的中药，都会伤阴，所以一定要掌握好适度原则。

化痰祛湿，菜园子里就有好药

除了胖人以外，还有另外一类人群也特别容易具有痰湿体质，那就是老年人。他们的脏器功能逐渐衰退，而且由于上了年纪运动量下降，身体就慢慢肥胖起来。再加上对水液的代谢能力减弱，容易出现痰湿体质。痰湿体质对老年人的危害是很大的，很多常见病都是由痰湿体质造成的，比如中风、偏瘫。所以，解决老年人痰湿体质这个问题，才是养生之道。

其实，在我们的菜园子里，就隐藏着三味很好的中药，能够组成一个专门治疗老年人痰湿体质的方子，叫作三子养亲汤。

方子里面用了三味中药，都是种子药物，分别是白芥子、莱菔子和苏子。那什么叫作养亲呢？意思就是常吃这三子对老年人好，可以让孝子很好地奉养父母。

现在我们就来看看它是怎样产生这个功效的。这三味药物能行气、化痰，擅长治疗气滞、痰阻。“三子”中的苏子，擅长行气化滞，上焦的气机不够通畅，就可以吃点苏子来化解。

白芥子能够除痰。痰湿者整天感觉到自己的嗓子里面呼噜呼噜的，就可以试一试白芥子。

至于莱菔子就是我们常说的萝卜子，它消食化滞的功能非常好。如果吃了食物长时间不消化，就可以吃点莱菔子，帮助消食。

我门诊的一个患者，因为食欲不好、胃发胀而来，我看他的体形比较胖，看了舌象又把了脉，判断他是很明显的痰湿体质。他体内的痰化不开，同时气机又不畅，食物不消化又导致了食积。当时我就给他开了三子养亲汤并且加了二陈汤，他拿回去吃了大约两周，症状就缓解了大半，效果很明显。

老年人要是感觉自己的痰很多，身体很困乏，并且胀气或者常常消化不良，那家中不妨常常备着这三子。三子的剂量等量就行，各12克，用的时候把它们炒熟，放在布包里煮水喝。

除了用这三味中药煮水喝，大家还可把这三味中药打成粉末，每天吃半勺。这不仅仅适合老年人，也适合所有有痰湿的年轻人。

当然，虽然说三子是养亲的，但也不是所有的老年人都可以服用。我上面说过，它适合痰湿体质的人来服用，这一点大家一定要记住，因为这里面的白芥子是大热之药，如果不是痰湿体质，而是热性体质的人，吃了白芥子就如同火上浇油一样，所以辨清体质再吃才是最重要的。另外，这个方子也不适合阴虚体质的人服用。

滋阴止咳化痰，用好百合

在讲止咳化痰之前，我们先要弄清楚咳嗽的证型。咳嗽一共有下面四种：风寒咳嗽、气虚咳嗽、咳嗽带喘、燥咳。

我在这里要讲的是燥咳。它的特点是嗓子里有东西，很黏，吐不出来，也无法咽下去。燥咳是由于干燥导致津液被蒸腾，使得痰液变黏稠，卡在喉咙里面。这种痰就是燥痰，是阴虚的表现。

针对这种情况，我给大家推荐一款能够化痰还能够滋阴的汤方——川贝百合汤。它是百合固金汤的加减方，可以润肺、止咳、化痰，临床上用来治疗阴虚燥咳。它的药材只有两味，川贝和百合。

其中百合大家比较熟悉，很多女性朋友熬粥喜欢放点百合，这是个好习惯。百合的作用是养阴，同时百合的归经又是肺经，所以百合养肺阴的功效就很好。

川贝是贝母的一种，所有贝母都有化痰的作用。川贝微寒，能够化燥痰、润肺，并且化燥还不伤阴。

浙贝比川贝更凉，可以用来清热，效果比较好，如果是热痰，可以用浙贝来化。热痰的特点是痰咳出来是黄色的，比较浓，比如小孩子感冒之后得了肺炎，肺炎就好比是肺热，这时候就可以用浙贝。

另外，浙贝还可以软坚散结，因此如果有结节、增生也可以用浙贝。但是浙贝有小毒，因此用量要准确。相对浙贝来讲，川贝没有毒性，药效相对平和，所以适合用来养生。不管川贝还是浙贝，都是百合科的，与百合比较搭配。但总的来说，如果我们是要止燥咳，还是用川贝更好。

川贝百合汤的做法也比较简单，大家只需要选取川贝 6 ～ 9 克，百合 15 克，洗净，取适量冰糖，放入锅中，倒入适量清水，大火煮开，小火慢炖 1.5 ～ 2 小时，即可食用。

这款川贝百合汤喝到自己咳嗽的症状得到缓解，就可以停止了。接下来的时间里，也可以每隔一段时间喝点这个汤来预防燥咳的产生。如果咳嗽症状比较严重，持续时间比较长（在一个月以上），西医诊断为慢性咳嗽或咳嗽变异性哮喘，这个时候川贝百合汤的功效就比较弱了，可以用这两味药配伍百合固金汤来进行治疗。

木耳菜煮水，清利湿热通水道

如今生活水平提高了，大鱼大肉成为餐桌上的常客，但是一旦饮食过于油腻，就会导致肝胆湿热的问题。前面我讲了“四通”保健法，小便通是其中之一。肝胆湿热，下注于水道，就会出现小便不通、小便短赤。小便短赤是一个中医名词，是指每次小便的量少，颜色呈深黄，甚至带有红色，一般认为是膀胱湿热导致的。

怎么解决这个问题呢？我给大家推荐一种蔬菜——木耳菜。

木耳菜也叫落葵，因为叶子肥厚黏滑，摸起来有种木耳的感觉，所以叫作“木耳菜”。木耳菜不仅是夏季常吃的时令蔬菜，也是有清利湿热、凉血润燥功效的食疗药物。这种菜在我国南方各地均有种植，北方少见。不过随着生活的改善，北方的超市或者市场也能买到。如果购买，最好选叶片宽大、肥厚，表面光滑、油亮的，这样的木耳菜比较鲜嫩，适宜食用。

为什么木耳菜可以祛湿热呢？中医认为木耳菜味甘平，归肝经、肺经、脾经、大肠经，具有清热解毒、利尿通腑、凉血润燥的功效，可以治疗大便秘结、小便短涩、痢疾、热毒疮疡等症。这里介绍一个除湿热的方子：鲜木耳菜60克洗净，煎汤，代茶频服。此方可治小便短赤。

木耳菜含有膳食纤维，除了可治小便短赤，还可以治疗大便秘结。食用方法也简单。鲜木耳菜300克洗净，焯水断生后凉拌，或是加蒜片大火快炒即可。

不过，脾胃虚寒的人不宜食用。怎么判断自己是否脾胃虚寒呢？这类人通常有隐隐不休的胃痛症状，喜温，喜按，不喜欢冷食，劳累或受凉后疼痛发作或加重。脾胃虚寒的人空腹时疼得厉害，吃东西后可以缓解。此外，脾胃虚寒的人神疲乏力，手脚发凉，大便溏薄，舌淡苔白。

除了木耳菜，我再向大家介绍一款祛湿热茶：茵陈6克，车前草10克，用开水闷泡，代茶饮。

茵陈是一味味苦辛、性微寒的中药，归脾经、胃经、肝经、胆经，有清利湿热、利胆退黄的功效。《伤寒论》中就有用茵陈、栀子、大黄治小便不利的记载。

车前草味甘性寒，归肝经、肾经、膀胱经，有清热、利尿、祛痰、凉血、解毒的作用，可以用于水肿、尿少的治疗。

小便是机体排出代谢废物的途径之一。如果尿量太少，代谢废物会聚积在体内，给机体带来不良影响，无尿的后果就更严重了。为了保证小便通畅、尿量正常，大家可以试试我上面介绍的办法，对于湿热导致的小便不通、小便短赤很有帮助。

赶走体内痰湿，用穴选丰隆穴

对医学知识比较了解的人都知道，虽然中西医有很多相同的名词，但是概念却大不一样。比如“痰”，西医说的“痰”，一般是指呼吸道中细胞分泌出的黏液；而中医的“痰”（或者说是痰湿）则是指人体津液的异常积留。

中医认为，痰湿的产生主要与肺、脾、肾有关。肺主呼吸，调节宗气出入和升降；脾主运化，也就是消化和运送营养物质至其他脏器；肾主水，具有调节水液的功能。若肺失宣降，津失输布，液聚则生痰；若脾不健运，湿聚也可成痰；若肾虚不能制水，水泛也会为痰。在这三者之中，生痰首先责之于脾，所以有“脾为生痰之源”“脾无留湿不生痰”的说法。

中医说的痰湿有有形的，也有无形的。有形的痰湿好理解，就像我们平时能咳出来的痰。而无形的痰湿虽然看不见，但是可以通过身体的症状表现出来，比如痰蒙脑窍就会有头痛、眩晕、癫狂、癔症等表现；痰湿阻塞周身经络就会出现肥胖，肢体肿胀、沉重、疼痛、麻木，肌肉萎缩等；而如果无形的痰湿堵在咽喉，就会导致“梅核气”。

大家对于“梅核气”这个病名可能比较陌生，如果换个说法——咽部异物感，可能就比较熟悉了。梅核气是一个中医病证名，是指以咽中似有梅核阻塞，咯之不出，咽之不下，时发时止为主要表现的疾病。梅核气多发于中青年人，尤其以女性居多。梅核气一般对进食没有影响，症状的轻重通常与情志的变化有关系。这个病有个特点：在进食、工作、学习等注意力转移到其他地方时，异物梗阻的症状会明显减轻，甚至消失。这说明梅核气并不是实质病变引起的，而是痰气郁结导致的。

无论是有形的痰湿，还是无形的痰湿，我们都可以用一个化痰祛湿的特效穴——丰隆穴来化解，因此中医将丰隆穴列为化痰第一要穴。元朝王国瑞的《玉龙歌》中就有“痰多宜向丰隆寻”的记载。

丰隆穴在小腿前外侧，外踝高点上8寸（外膝眼与外踝连线中点），胫骨前嵴外侧旁开约两中指宽处。“丰”是丰满，“隆”是隆盛，因为穴位处的肌肉丰满隆盛，所以取名“丰隆”。丰隆穴是胃经的络穴，是脾胃间的“中转站”，可以联络与胃相表里的脾（经）。痰湿和脾脱不了干系，正因为丰隆穴是脾胃间的“中转站”，所以具有调理脾胃、化痰通络、醒神开窍、利尿行水的作用。

通常我们可以采用按摩和艾灸的方式来刺激丰隆穴。按摩时可以用拇指或中指指端点掐、按压、旋揉；或者握拳，用第五指掌关节和小鱼际部位捶打丰隆穴，每侧3～5分钟即可。艾灸可以采用悬灸法，每侧灸5分钟左右；或者用艾灸盒（罐），每侧灸10～20分钟，以局部发红、温热为度。

第三章 调补气血，为身体疏通阻塞

很多人可能听说过『气滞血瘀』这个词，它讲的就是由于气虚血虚，导致身体里面的经络不通畅，从而诱发各种病证。经络在我们的身体里，就像是城市里的公路网一样，遍布全身，联系着我们身体的各个脏腑组织。它一旦堵塞，就跟堵车似的，反过来会影响气血的输布，形成一种恶性循环。要打破这个循环，还得从调补气血入手。

补气养血就是抗衰老

衰老是每个人都会面临的问题，因此现在市面上出现了很多保养品，打出的旗号都是防衰老，但真正有效的能有多少呢？很多不过是商家赚钱的噱头罢了。要想真正抗衰老，我们还是要向自己身体内部去探求。

在中医看来，衰老就是人体的气血津液不断亏耗的过程。我们认为，在人的生长发育过程中，气血扮演着一个很重要的角色。如果是气血充足的人，身体就很强健。由于年岁变大以及受不良外部环境、生活习惯等原因影响，当人体的气血津液损耗太大时，人就进入一种衰老状态，哪怕你的实际年龄其实并不算老。等到气血亏耗殆尽，人也就到了风烛残年。看到这里大家就能理解了，中医防治衰老的方法其实是通过补气血进行的。

要单纯说补气血，不考虑每个人身体其他方面的特质和病证，那么我给大家推荐一个方子，方中有两味药物，分别是当归和黄芪。这两味药中，当归的作用是补血，黄芪的作用是补气，两者搭配有补气血的功效。这里面黄芪和当归的比例是 3 ∶ 1，黄芪的用量比较大，主要是通过补气来带动补血，达到气血双补的目的。

对于本身气血亏虚比较严重的人，可以适当加大黄芪的用量，二者的比例可以达到 5 ： 1，使得补气和补血的力量得到加强。当然，我们这里说的是气血两虚之人。你自身的情况到底怎样，最好还是找个医生诊断一下。

这里我要跟大家说明的是，我们这个方子是气血双补的，但是主要的作用是补血。虽然这里面黄芪的用量要大于当归，但是这个方子依然是偏于补血的。气为血之帅，当气机足够充足的时候，血液才能化生出来，因此这个方子主要是通过补气来间接补血，最后达到气血双补。

有很多人在发现自己需要补血时，往往会选择当归进行调理，因为大家可能也听说过，当归是补血的圣药。但是我想要跟大家强调，补血的药物还是需要靠补气的药物来带动的，也就是气血双补，这样效果才更好。否则缺了气的化生与推动作用，单纯补血的效果不会太好。

补足自己的气血，就是延缓衰老的方法。尤其是女性患者，在气血充足的时候，气色就会变得好看，皮肤上的斑和皱纹也会减少，这种内调的效果其实要远远胜于化妆品。

最后我还要提醒大家注意一点，这个方子对于身体比较热的人不适用，对孕产妇也不适用，大家在使用前可以咨询医生。

气虚调补靠食疗

在中医看来，不仅衰老是因为气血不足，还有亚健康的很多症状都是“虚”的表现。很多人身体会有虚的表现，比如常常乏力、出虚汗等，但是去检查身体，并没有发现太大的问题，这就属于亚健康。在这一节，我给大家讲讲气虚的临床表现以及气虚常用的食疗方案。

当然，如果你气虚得非常严重，医生跟你说得开方子吃药，那你还是要遵医嘱服药的。但如果只是日常调理身体，或者说是感觉自己身体状态不大好，有气虚的症状，想要进行调理，那么我建议大家选择食疗。

毕竟“是药三分毒”，还有一种说法是“药补不如食补”，这两句话都体现了食疗的价值与作用。而且食疗既方便又安全，是大家都容易接受的方式，更容易坚持下去。

首先我给大家说一说气虚的临床表现。气虚患者常见的症状有乏力气短，容易感冒，食欲不振，面色淡白，舌色白，苔薄白。气虚患者最常说的就是自己没有力气，这个少气无力就是气虚特有的表现，一般乏力的人多多少少都会有气虚。

对于气虚的患者，饮食最好选用能补气的食物，在众多药食两用的滋补品中，补气效果最好的要数山药。山药是没有寒热属性的，药性比较平和，因此能够平补肝、脾、肾之气。山药无论是蒸着吃，还是煲汤都能很好地补气。

其次是莲子。莲子能够健脾，同时还能够养心，尤其是莲子心入心经，能够安神、养心，比较适合煮粥。但是莲子不容易煮烂，所以最好先泡透，煮的时间也要相应长一些。

再次就是淡水鱼。淡水鱼煲汤，滋补的作用很好，尤其是鲢鱼汤或者鲤鱼汤，补气效果很好。在做鱼汤的时候，可以加上适量的人参片，能够增强补气的功效。鱼汤最好的状态是熬制成白色的，这样食疗的价值更高。

还有一种就是鸡肉，最好是母鸡肉，可以煲汤。鸡汤是比较常见的滋补品，尤其适合产后或者是大病初愈者滋补使用。除了母鸡汤比较好之外，再就是乌鸡汤。乌鸡有很好的药用价值，能够补气养血，比较适合女性熬汤饮用。大家在熬制乌鸡汤的时候，可以加入玉米、山药、红枣，这些食材既可以使汤汁味道更丰富可口，也可以协同起到更好的补气效果。

以上我说的这几种食物都是生活中很常见的，凡是有气虚症状的患者，都可以用这些日常食物进行调养。但是大家也要有足够的耐心坚持下去，食疗虽然是最好的调理方式，可需要的时间会相对长一些。

贫血脾虚，这道药膳来帮忙

贫血是一种比较常见的血液科疾病。它有几种病因，分别是血液病、肿瘤、其他疾病继发，以及无其他疾病的体质健康问题。一般体质健康问题只是略微贫血，是最常见的类型。

前面几种原因都是需要在医院接受相应治疗的。至于体质健康问题，若是养生保健跟得上，是有可能自愈的，它其实等同于我们常说的血虚。

这里我先给大家讲讲血虚的症状。一般来说，血虚的人都会脸色淡白或萎黄，嘴唇、舌头、指甲颜色淡，平日里时常觉得头晕眼花、心悸、多梦，有时候还手脚发麻。女性还表现为月经量少、颜色淡，经期推迟甚至闭经，把脉会发现脉细等。女性由于自身的生理特点，特别容易血虚，当然也可以叫贫血。

接下来我讲一讲无病的血虚者应该如何调理。中医认为汗血同源，就是汗液和血液是同一种物质化生的，两者也可以相互转化，所以有这样的说法，叫作“夺血者无汗，夺汗者无血”，这也说明了两者不可分割的关系。对于贫血的患者，在发汗方面一定要注意，不要盲目发汗，比如汗蒸、剧烈运动等都不适合贫血的患者。

贫血的患者不仅仅需要注意对汗液的保藏，还要注意保藏其他的津液，比如说尿液。这个保藏不是说不让排尿，指的是不用特意食用利尿的东西，比如咖啡，因为不仅仅是汗血同源，津血也是同源的。除了津血同源之外，精血也是同源的，因此对于贫血的患者，也要注意节欲保藏，这也是对身体的一种保养。

对于贫血的患者，我们在日常生活中，可以通过健脾的方法进行调理。中医讲“脾主运化”，可以化生水谷精微，供养身体各个脏腑，所以可以通过健脾来增强其运化功能。

这里我给大家推荐一道药膳，原料是大枣、山药、莲子、芡实，它们都是常见的健脾食物，用量不拘，关键是要坚持。大家可以在煮粥的时候，放入粥内一同煎煮，有健脾的功效。同时，大枣也有补血的功效，适合作为养生药膳长期调理使用。贫血的患者只要不是有什么基础病，长期自行调理，是会痊愈的，所以大家也不用特别担心。

补血止血的灵药——阿胶

提起补血的中药，除了我前面提到的当归，还有另一味大家比较熟悉的中药，效果也特别好，日常生活中食用也非常方便，那就是阿胶。

很多女性朋友对阿胶都不陌生，它是一种比较贵重的中药，是用驴皮熬制成的，因此中医认为阿胶是一种血肉有情之品，它的滋补效果是极好的。

在中医看来，阿胶的作用不仅是大家熟知的补血养血，它还有一种作用，那就是止血。我们需要清楚阿胶的功效，才能对得起每一块上等的阿胶药材。

先来说阿胶补血的作用。刚才我说过了，阿胶是一种血肉有情之品，所以补血的作用很好，很多药方里面用到阿胶，都是因为阿胶补血的效用。我这里要给大家推荐一个补养气血的方子，叫作参胶饮，血虚者可以尝试一下。

参胶饮中使用的药材比较少，只需要阿胶 10 克、西洋参 6 克、冰糖适量即可。对于体内有虚热的人来讲，使用西洋参是比较适宜的；对于体内有寒邪的人来说，就比较适合使用红参，所以这个方子里到底是使用西洋参还是红参，要根据患者的情况来定。

我们自己制作这个方子的时候，先要将阿胶打碎，然后用水蒸5～10分钟，令阿胶化掉。这时将西洋参或者红参放进去，加入少量冰糖一起煎煮，煮成膏状，然后用热水冲服。或者大家用黄酒冲服也是很好的选择，因为黄酒性温，活血的同时还有滋补的功效。

除了补血之外，阿胶还有止血的功效，这个功效对于女性来说是很重要的。尤其在古代，治疗女性的崩漏下血之类的疾病，都少不了阿胶。中医有这样的一个古方，叫作胶艾汤，取的就是阿胶补血、止血的功效，适用于治疗女性功能性子宫出血、先兆流产、月经不调、产后恶露不尽、崩漏等症。

具体的药方组成是艾叶、芍药、地黄、当归各18克，阿胶、川芎、甘草12克。上述药物除了阿胶之外，一起用水煎好，阿胶需要另烊，也就是拿温水或者黄酒化开后兑入，趁温热服用，每天两次。这些药物补血、养血、活血的功效都具备了，使得血液行其道，就不会异常出血。针对女性的各种出血性疾病，这个方子的效果还是很好的。

上面我说的是两种根据阿胶的不同效用制订的方剂，其实阿胶作为日常的保健品效果也是很好的。现在很多女性会选购现成的阿胶膏，味道很好，小小的一块也方便携带，这也是不错的选择。只是大家要注意选择正规厂家，以确定你吃到了真正的阿胶。

最后还要提醒大家一下，阿胶虽然好，也不能多吃，因为阿胶本身比较滋腻，吃多了对脾胃是不好的，可能会影响到脾胃的消化功能。

气血双补，自制药酒

有些人气虚，有些人血虚，有些人气血两虚。气虚需要补气，血虚需要补血，气血两虚自然就需要气血双补。事实上，气血两虚的人比例还是非常高的，因为气和血关系密切，其中一个虚，另一个会受到影响，也容易出问题。所以不管是气虚还是血虚，时间久了都容易变成气血两虚，这类人群需要气血双补。

补气血的时候，我们可以选择药补，可以选择食补，也可以双管齐下，这都没问题。但这里我给大家推荐另外一种补养方式，那就是药酒。

中国的酒文化可以说是源远流长。很多人都会喝酒，但是喝不同的酒，对人们产生的影响不一样。

那有没有一种酒能够治病呢？答案是肯定的，那就是药酒。这是一种历史悠久的传统治病方法，今天我就给大家讲一讲养生的药酒。

由于现在气血亏虚的人很多，所以我想给大家推荐两种补气血的药酒，第一种的主要成分是：黄芪、当归、川牛膝、生杜仲、巴戟天、枸杞子、黄精、肉苁蓉。其中，黄芪可以补气，当归可以补血，川牛膝、生杜仲、巴戟天、枸杞子、肉苁蓉、黄精这六味药可以补肝肾。

这种药酒中用的大部分药材都是补气血的，还有补肝肾的。它们的配伍使得这种药酒不仅能补气血，还能起到强筋健骨的作用。

现在我们来看一下这种药酒的制作方法：黄芪、当归、川牛膝、生杜仲、巴戟天、枸杞子、黄精、肉苁蓉各 20 克，倒入 1500 毫升 53 度以上的白酒中。如果想一次多制作一些药酒，可以等比例增加中药和酒的量，大家自己计算一下就行。把所有药材放入白酒中密封起来，在阴凉干燥处放置 2 周左右即可饮用。

药酒泡制好了，就该讲一讲如何喝酒了。喝酒不能贪杯，即便是药酒也一样。大家一次只能喝一小杯，喝的时候不能太急，一杯酒分 10 ~ 15 口喝。

第二种药酒是专门推荐给中老年女性的，底方是黄芪、枸杞子、当归、黄精。因为中老年女性不仅气血虚，还常常有阴虚的症状，所以药酒当中还要再加入生地黄、白芍、鸡血藤。至于制作方法，和第一种药酒一样，也是要放到 53 度以上的白酒中浸泡 2 周左右。

关于酒的度数，这里我要提醒大家一点，泡药酒的时候，酒的度数不是像很多人以为的越高越好，而是要适宜，53 ~ 60 度比较好。

舌头有瘀斑，三七来帮忙

很多人知道，中医是特别注重望闻问切的，自己的身体状况可以从很多小细节看出来。舌诊在中医中地位也是相当高的，去看中医没有不把脉、不看舌的。

如果你观察过舌头，会发现有些人的舌头颜色比正常舌头暗一些，或者有一些区域比较暗，像是舌头上长了斑一样。不疼也不痒，不仔细观察的话通常不会发现，但是舌色偏暗是不是说明了身体哪些地方不太健康呢？以后又会有什么健康隐患呢？

今天我们就从中医角度来说说舌有瘀斑是什么情况，该如何调养。

凡是皮肤内部出现的紫色斑点，大多是由于瘀血阻滞于某局部，或者是局部血络损伤导致的。也就是说，如果不是咬伤了舌头，那么舌尖或者舌两边出现瘀斑，就是因为体内有瘀血了。

这种症状最严重的情况要数肿瘤了。中医认为肿瘤是一种痰瘀郁毒，很多就是症瘕积聚，其实就是一种气滞血瘀痰凝的邪气聚集在体内。有 1/5 的肿瘤患者会出现舌部瘀斑。所以如果舌头有瘀斑，而且年纪比较大，最近又出现不明原因的急剧消瘦，一定要去医院排查一下。

但大部分人舌头上的瘀斑，只是因为体内有瘀血，还不至于是肿瘤所致。体内有瘀血一般还会有其他一些表现，比如说可能会有固定的部位疼痛，或者在固定的部位有肿块，皮肤、指甲干燥，有明显的红络，痤疮难以愈合，容易烦躁健忘等。具体到不同人身上，表现不尽相同。

体内有瘀血，很容易影响到心脏、肝脏。中医讲心主血，肝藏血，瘀血体质更容易出现高血压、心血管疾病、肝脏疾病。如果是女性，体内有瘀血还容易影响到月经，会有经前期烦躁、月经不调、痛经、月经颜色偏暗且有血块等症状。

对于这种舌有瘀斑、体内有瘀血的人，有一味中药很适合他们，那就是三七。建议大家可以日常服用三七粉，但是一次不能过多，2克左右就好，1天1～2次，用温开水送服就行，也可以加点蜂蜜。还可以买三七片，但是一定要注意服用量不能太大，否则会导致出血。

大家需要注意的是，不要用温度过高的水泡三七或者煮服，因为三七粉加热后变成熟三七，功能主要是补益，而不是活血化瘀。

三七粉虽然可以长期服用，能够改善皮肤暗沉，改善血液黏稠度，预防肿瘤，尤其适用于女性、老年人，但是三七粉终究是驱邪气的药物，服用过多肯定是会伤气血的。所以如果大家发现自己上述瘀血症状基本消失了，就可以停用或者减量减频服用。

另外，大家还要注意：三七性温，有阴虚、有火气的人也不宜多用；三七活血，孕妇肯定不能用，经期最好也不要用；对三七过敏的不能用；10岁以下小孩不能用。

除了服药，瘀血体质的人还可以经常揉按血海、合谷等穴位进行调节。找血海穴的时候，我们可以取坐位，屈膝，在大腿内侧，膝盖往大腿方向 2 寸（大约半个手掌的宽度）处就是。合谷就是我们俗称的虎口，在手背上。我们将一只手的拇指指骨关节横纹放在另一只手拇指和食指之间的指蹼缘上，拇指尖下就是这个穴位。只要我们找对了穴位，揉按时会有酸胀感。

此外，舒畅心情、规律作息、合理运动都可以避免气滞血瘀等邪气聚集。饮食方面，黑木耳、西红柿、鱼、洋葱、红酒具有活血功效，可以适量多吃（饮）。同时，要尽量少吃一些收涩的食物，如石榴、乌梅、苦瓜、李子等。

活血降脂吃山楂

气滞血瘀者在进行调理的时候，有时需要补血，有时需要的则是活血。所谓活血，顾名思义就是让血活动起来，我们可以用药物或者特定的运动，让运行无力的气血重新活动起来。正所谓“流水不腐，户枢不蠹”，气血活动起来了，就不容易出现瘀堵。

许多药物都可以起到活血、让血脉更通畅的作用，比如川芎、桃仁、红花、赤芍、丹参等。今天我给大家讲的是山楂，它也是一种药物，虽然我们日常生活中常把它当作食物。

很多女性都爱吃糖葫芦，如果你本身有血瘀症状，那这真就是一种比较好的选择。因为糖葫芦就是用山楂做成的，这个山楂是有一定药效的。

现代医学对山楂研究得比较多，发现山楂除了最常见的助消化的功能之外，还有很多其他功能，比如活血化瘀、降血脂、抗衰老等，我接下来给大家一项一项地讲一讲。

首先谈到的是助消化。山楂助消化是大家都知道的，要是吃得过饱，可以吃点山楂，就能把食物消化下去。山楂最擅长消化哪种食物呢？答案是肉食。对于那些喜欢吃烤肉的朋友，要是吃撑了，完全可以吃几个新鲜的山楂，或者用山楂片泡水喝，效果都是很好的。

山楂还有活血化瘀的功能，但是这种功能相对较弱，不作为主要功效使用。通常山楂活血化瘀的功能常常和助消化的功能联系在一起，吃多了，脾胃不能很好地运化时，也是会有瘀血产生的。这个时候，用山楂这一味药就可以解决了。

山楂还能够降血脂，降低胆固醇的效果也是很好的。同时山楂还能软化血管，治疗动脉粥样硬化。所以那些比较胖的人，可以常常泡点山楂水来喝。

另外，还有研究表明，山楂可以抗衰老，因为山楂里面的维生素C、胡萝卜素等物质可以阻断并减少自由基的生成。减少自由基，相当于阻断了通往衰老的一条路途。

需要提醒大家的是，山楂虽然很好，功效也很多，但也不是每个人都能吃的，像气虚、便溏，还有脾虚的人是不适合多吃山楂的。所以大家在选择山楂来活血降脂的时候，还是要考虑一下自己的体质。

利水补血红小豆

中医里面常常将水和血放在一起讲，也有这样的一种说法：水病久了就会影响到血液的运行，从而出现血瘀；血病久了也会出现水液代谢的障碍，进而出现水肿的表现，这叫作“水病及血”和“血病及水”。

中医治疗水病和血病时，用的一般都是利水同时兼有活血作用的中药。然而中医也讲究“是药三分毒”，就是说药物都会有一定的不良反应。那么，有没有食疗的方法能够治疗水病和血病呢？答案是肯定的。

今天我给大家讲一种治疗水病和血病的食材：赤小豆。

赤小豆是一种比较常见的食用豆类，同时也有很高的药用价值。赤小豆的皮能够利水，所以可以用赤小豆的皮来治疗水肿；同时它还能补血，所以赤小豆可以治疗贫血。

赤小豆治疗贫血这一点主要是取自赤小豆的红颜色。中医常常讲究取类比象的思维，用颜色相近的东西来治疗相应的疾病，所以赤小豆被用在补血上。

另外，赤小豆还能解毒、清热，适合治疗水热互结在体内的证候。这种情况一般都是由于患者体内有水湿，但是又不能及时代谢出去，所以就会形成热。热会和水相互结聚，慢慢地就形成了水热互结的证候。

接下来我给大家说几个出现水病和血病之后的症状：突然腰痛或者女性患者突然停经，这些一般都是血病；肢体上不对称的水肿，面色比较晦暗或者面有虚浮的表现，这些一般都是水病。这样的患者舌象一般是紫暗的或者是有瘀斑的，如果瘀血过于严重的话，还会出现中风、肢体麻木等病证。

针对这些情况，就可以用赤小豆进行缓解，比如用赤小豆和薏苡仁按照 1 ∶ 1 的比例来煮水喝。赤小豆利水解毒、活血养血，薏苡仁健脾、利水、渗湿，这两种药物合起来，就能缓解水病和血病。

大家还可以用赤小豆炖鲤鱼，做成赤小豆鲤鱼汤，也是治疗水病和血病比较好的药膳。

除了这些简单的食疗方案之外，还有一种古代的方子，是专门治疗水病和血病的，叫作麻黄连翘赤小豆汤。方子中用到的中药有：麻黄、连翘、赤小豆、当归、川芎、赤芍、白术、茯苓。其中，麻黄能够解表、宣肺、利水，连翘能够清热解毒，赤小豆能够活血健脾、利水解毒，当归、川芎、赤芍可以活血补血，白术的作用是健脾祛湿，茯苓能健脾利水，这些药物合用，能够起到利水消肿、活血化瘀的作用。不过，由于具体用量因人而异，建议大家遵医嘱来确定各味药材的配伍与加减。

活血养心用丹参

心脏相当于人体的发动机，维持着身体的正常运行。只有当心脏的功能正常时，人才能够运动，能够维持最起码的日常活动；当心脏出现问题时，就会出现行动受限；如果心脏有严重的器质性病变，就会连最起码的日常生活也不能保证。

一般情况下，在人还没有老的时候，心脏往往是先出现问题的，所以有这样一句话，叫作“人未老，先养心”，说的就是这个道理。那么谈起养心，不是多吃红色食物、睡子午觉就可以解决的。在自然规律和日积月累的外在伤害下，我们的心脏很难是完全健康的。我们养心，也要结合自己身体表现出来的各种信号来养。

心脏疾病常常会受到各种因素的影响，在很多因素的累积之下发病，所以要想明白如何养护心脏，其实还是要知道心脏疾病的常见病因。中医里面说起心脏的病因一般分为实邪和虚邪，能够引起心肌梗死、冠心病、心绞痛等致命疾病的，一般都是实邪所致，虚邪很少能够导致心脏的器质性病变。

在众多的心脏实邪之中，最主要的就是血瘀。如今很多人有心脏疾病，你让他们把舌头伸出来看一看，就会发现他们的舌头颜色十分紫暗，有的舌头上面还会有瘀斑和瘀点，这些都是体内有瘀血的主要表现。遇到这种情况，主要的治疗措施就是活血化瘀。

说起活血化瘀，中医的宝库中还真是“藏龙卧虎”，有很多中药都有活血化瘀的作用。在给大家详细介绍每一种方剂之前，先讲一讲我在学生时期，自己老师的养生方法。

在我还是学生的时候，每每跟着导师，就会看见导师时不时地吃一片西洋参片，又时不时吃上一丸丹参滴丸。一直到现在，老人家一百多岁了，还是没有血管问题，心脏也是很健康的。老人家把保健都做在前面了，所以一直到老，也没有循环系统的问题。

讲这个小例子，是为了引出今天的主要药材，那就是丹参。丹参这味药在古代有这样一种说法：一味丹参饮，功同四物汤。这是什么意思呢？说的其实是丹参这味药的功效比较强大，一味药就能起到补血养血、活血通经的作用，功效堪比著名的四物汤。在中医中药里面，丹参常常被用来治疗心血管疾病，对于有心悸或者怔忡同时伴有舌头颜色紫暗的患者，都适合每天服用丹参片，或者是服用丹参茶，一般泡茶的话，每天 9 克就可以了。

除了单味药物，大家也可以用相应的组方进行治疗，常用的组方叫作活血化瘀膏，擅长活血化瘀。方中的中药材有三七 9 克、红花 50 克、丹参 100 克、阿胶 300 克，这些药物是一个月的用量。其中，丹参、红花和三七活血化瘀，阿胶擅长补虚，比较适合气滞血瘀的患者服用，这样的患者常见的舌象就是紫暗舌。

大家把这些药物抓来之后，到中药店或者是医院的药剂科，他们都可以帮忙将这些中药熬膏处理，然后每天取适量服用即可。

这里我讲的丹参，以及和丹参相关的方子，都是比较适合血瘀患者养心服用的。大家在日常生活中可以多注意观察自己的舌象，结合自己平时的临床表现，选取适合自己的方法保养心脏。

补气、补血就找气海穴、血海穴

气血对人体的重要性，相信大家都有所了解。《黄帝内经》强调“人之所有者，血与气耳”，可见气血是生命的基础。

中医认为气是生命的本源，生命活动都是由气的运动变化产生的。《黄帝内经》中说：“天地合气，命之曰人。”《庄子》中也说：“人之生，气之聚也，聚则为生，散则为气。”从这个意义上说，气与生命是相互依存、密切相关的。

血是构成人体和维持人体生命活动的基本物质之一，它濡养了身体各脏腑，使其发挥正常的功能。中医认为“血能载气”，是将气传递到全身各脏腑的最好载体。

《难经》中说：“气主呴之，血主濡之。”气是血生成和运行的动力，血是气的化生基础和载体，因而有“气为血之帅，血为气之母”的说法。

《四圣心源》中记载：“水谷入胃，脾阳磨化，渣滓下传，而为粪溺，精华上奉，而变气血。”就是说，饮食是气血的主要来源。除了注重日常的饮食营养，保证化生气血的食物供应外，还可以充分利用穴位的作用来补气、补血。俗话说“补血找血海，补气找气海”，气海穴、血海穴用好了，一样可以起到补气、补血的作用。

气海穴，顾名思义，是人体元气汇集之处，有益气养血、强身保健、益寿延年的作用。《针灸集成》中有“一切气病，必取气海，或针或灸之”的记载，说明气海穴是保健要穴之一，主治各种气虚证。气海穴是任脉上的穴位，位于腹部正中线的脐下 1.5 寸，也就是肚脐与关元连线的中点。任脉又名“阴脉之海”，对一身阴经脉气具有总揽、总任的作用。

刺激气海穴可以采用掌按或艾灸的方法。掌按就是两掌重叠，用掌心旋揉气海穴，每次 3 分钟左右，可早晚各 1 次。艾灸可用悬灸或雀啄灸，灸 3 ~ 5 分钟，可以连神阙穴、关元穴一起施灸。施灸过程中，可使用艾灸盒或者艾灸罐。如果艾灸温度过高，局部感觉发烫，可将艾条移开数秒钟后继续施灸。

血海穴属足太阴脾经，是脾经所生之血聚集的地方，有化血为气、运化脾血的功能。屈膝时，血海穴就在大腿内侧，髌底内侧端上 2 寸，当股四头肌内侧头的隆起处。《针方六集》中说：“一方以患人手按膝盖骨上，大指向内。余四指向外，大指尽处是穴。”这也是临床上取血海穴的简便方法，即以对侧的手掌按住膝盖，手心对准膝盖，手指向上，四指并拢，拇指呈自然张开状态，拇指偏向大腿内侧，拇指指尖处就是血海穴。

按摩血海穴之前，我们需要做些准备工作。先盘腿坐好，将拇指和其余四指分开，虎口贴着大腿的肌肉，从腿根推到膝盖内侧，再一直推到内踝最高点。这样做的目的是疏通足太阴脾经，激发经脉气血。

待双腿推得微微发热，再双手握拳，在两侧的血海穴处轻轻捶打，力度无须太大，每天坚持半小时，慢慢就会体会到改善气血的好处。每天上午 9 ~ 11 点是足太阴脾经经气最旺盛的时间段，此时按摩血海穴效果最好。

经穴疗法是中医传统治疗方法，也常用于养生保健。不过，经穴按摩不是一时之事，只有坚持才会有效果。

第四章 养好脾胃人不老

在金末元初名医李东垣的脾胃论里，有这样一句话：『脾胃虚则九窍不通。』这不是故作惊人之语。我们的脾是后天之本，它和胃一起运化水湿。如果脾胃虚，就不能很好地消化食物，也就不能及时而充足地把营养物质输送到五脏六腑。同时，由于清阳不升，湿浊不化，就可能九窍不通。所以，健脾也是保持身体通畅的重要一环。

脾虚都有小信号

中医认为人是一个整体，脏腑出了问题，在身体上也会有相应的表现，所以这里我要给大家讲的就是脾虚在身体上的一些表现。

首先，脾虚的患者会有肌肉下垂的表现，因为肌肉是和脾脏相关联的。当脾虚的时候，就会出现肌肉的下垂或者是肌肉瘦削，常见的表现有面部肌肉下垂，出现眼袋，上臂的肌肉松弛，全身乏力等症状。

脾虚还可以在鼻子上面有表现，因为鼻头是脾胃的反射区，所以从鼻头的变化就能够看出脾胃的情况。如果脾胃虚弱，鼻头会变白；脾胃湿热，鼻头会出现红色。所以大家可以用鼻头的颜色变化来检测自己是不是有脾虚。

脾虚还可以通过嘴唇的颜色进行观察，因为脾开窍于口，所以如果患者脾虚，嘴唇的颜色就会变淡，这就说明是脾虚导致的气血不能上达，从而出现了气血不足的情况。

脾虚还会出现消化系统的症状，主要表现有不思饮食、大便稀溏、恶心、呕吐等。

另外，脾虚的患者面色一般会发黄。很多女性到了中年，就会面部发黄。很多人会把这一时期的女性称作“黄脸婆”，这个“黄脸婆”的形成原因就是脾脏亏虚开始出现。这也提醒广大爱美的女性朋友，祛除面部的暗黄，不只需要美容护肤，还需要健脾，健脾才是关键。

以上几点是脾虚患者常见的外在表现，大家对照我上面说的症状，就能判断自己有没有脾虚。如果发现自己脾虚，想要调理，建议大家可以服用一种中成药，叫作参苓白术散，在药房可以购买到。这是一种散剂，直接冲水喝即可。参苓白术散适用于脾虚患者，尤其是消化系统症状明显的患者。

另外，脾虚严重到一定程度时，会出现脏器脱垂，比如胃下垂、子宫下垂、脱肛等。这些从中医角度来讲，很大程度是脾虚导致的，这种情况也可以服用参苓白术散，同时还可以配合补中益气汤，效果是非常好的。

我这里有一个小例子，跟大家简单分享一下。有一个子宫脱垂的患者当时在门诊，用的方子就是治疗脾虚的基础方参苓白术散，配合着补中益气汤，吃了一个月，阴挺（我们中医把子宫脱垂这种痛证叫作阴挺）症状明显减轻，最后持续用药三个月多一点，阴挺已经基本痊愈。

虽然这两个方子配合使用健脾效果相当明显，但如果脾虚比较严重，还是建议去看看医生，而不是自己用药。

治疗脾气虚就要用甘草

中医“脾胃学说”的创始人，中医史上“金元四大家”之一的李东垣十分重视脾胃在健康中的重要作用，曾说“脾胃内伤，百病由生”。

现代人生活节奏快，工作压力大，很多上班族都多多少少有些脾胃方面的问题，打嗝、气短、胃痛、胃胀等脾胃不适的症状非常常见，胃炎、十二指肠炎、胃溃疡、十二指肠球部溃疡、功能性消化不良等疾病也非常常见。

脾胃不好不仅影响吃饭，时间长了还会影响四肢肌肉，所以有时候观察一个人的走路姿势就能知道这个人脾胃好不好。这是因为中医认为脾主肌肉，脾弱的人自然消瘦，肌肉没有力量。

在脾胃之中，胃主收纳消化，脾主吸收运化，一旦脾气虚、脾阳虚，就会出现腹痛、腹胀、疲乏、倦怠、食量减少，所以脾气虚是产生胃病的根本。

如何了解自己的脾功能呢？有一个简单的方法，就是看。一是看面色，如果面色萎黄，面部皮肤干枯，就说明脾虚。二是看嘴唇，中医认为“脾开窍于口，其华在唇”，所以看嘴唇的颜色和状态可以知道脾的健康状况。一般嘴唇淡红的人，是脾气虚；嘴唇发红的人，则是脾有火。此外，如果发现嘴唇发紫，说明体内有血瘀；嘴唇苍白是贫血的表现；嘴唇干裂则是阴虚。

脾虚就要补脾。用什么补脾呢？我给大家推荐一味中药——甘草。提到甘草，可能很多人的第一印象是甘草片，知道它可以用来祛痰止咳，但是很多人可能不知道，甘草还是补脾益气的良药。

《本草纲目》中说甘草味甘性平，归心经、肺经、脾经、胃经，具有补脾益气、清热解毒、祛痰止咳、缓急止痛、调和诸药之功效，常用于脾胃虚弱、倦怠乏力、心悸气短、咳嗽痰多、脘腹及四肢挛急疼痛、痈肿疮毒，还能缓解药物的毒性、烈性。

中医使用甘草的历史悠久，早在两千多年前，《神农本草经》就将甘草列为药之上品。南朝医学家陶弘景将甘草尊为“国老”（即帝师），并且夸赞甘草“此草最为众药之王，经方少有不用者”。在很多方剂中，甘草都是方中的君药（主药），由此可见甘草的重要性。

甘草的用法一般有两种：生用和炙用。《药品化义》中记载：“甘草，生用凉而泻火，主散表邪，消痈肿，利咽痛，解百药毒，除胃积热，去尿管痛，此甘凉除热之力也。炙用温而补中，主脾虚滑泻，胃虚口渴，寒热咳嗽，气短困倦，劳役虚损，此甘温助脾之功也”。简单地说，补脾应该用炙甘草。

有的人可能不知道什么是炙甘草，我简单介绍一下。炙甘草也叫蜜甘草、蜜炙甘草，做法是将生甘草片用蜂蜜拌匀，炒至不粘手后取出摊凉，然后入药。生甘草的功效偏于清热解毒、化痰止咳；炙甘草则偏于补气，药性也偏于滋腻。如果感觉嗓子不舒服，或是有慢性气管炎、慢性咽炎，可以含两片生甘草，能止咳化痰。如果舌质红，也可以用生甘草来清火。如果是脾胃虚寒，有胃脘怕冷、手脚凉的症状，就可以用炙甘草。

中医方剂有一个健脾益气的名方，就是四君子汤。四君子汤温而不燥、补而不峻，临床上常用于治疗慢性胃炎、消化性溃疡等属脾胃气虚的患者。这个方子的“四君子”其一就是甘草，其余三味是人参、白术和茯苓。人参大补元气，茯苓健脾利湿，甘草健脾和中，白术健脾益气，四味合用对脾气虚治疗效果显著，南朝名医陶弘景就用四君子汤治愈了梁武帝的慢性腹泻。

甘草虽好，但是我要提醒大家，不能长期、大量服用，因为它有类激素的作用，长期、大量服用能够诱发高血压、水肿、电解质紊乱。而且甘草不与大戟、芫花、海藻同用，否则药性相冲。对有过敏史或过敏体质的人，服用甘草后要注意观察有无不良反应。

想吃吃不下，问题出在哪儿

俗话说：“食、色，性也。”将饮食放在首位，这很好理解，一顿不吃饭我们就会饥饿，饮食是人生存的基础。一日三餐，多一顿少一顿都不好。这里我顺便说一句，很多年轻人贪睡不吃早餐，这是非常不好的习惯，要早点改掉，否则年岁大了会尝到苦果。

现在有这样一类人，还为数不少，他们的饮食不能像正常人一样。其中有的人是吃不下饭，有的人是吃下了但是不消化。还有一类患者，他们很想吃饭，也知道饿，看见饭菜也是比较有食欲的，但是坐到桌子旁边，就吃不下了。

这种情况并不罕见，在中医里我们叫它“饥而不欲食”，就是饥饿但是不想吃饭，病因是什么呢？有这样的临床表现又预示着什么呢？

现在我们分层次地去剖析出现这种情况的原因。为什么人会饿？这是因为患者本身的胃是没有问题的。胃作为六腑之一，它的功效就是主受纳的，只要它的功能是正常的，它就能受纳食物。所以胃正常的人，知道饥。

但是为什么知道饥饿却又不想吃饭呢？这是因为患者的脾脏功能

出现了异常，因为脾脏的功能是运化，能够将胃里的食物消化成水谷精微从而输布全身。要是脾脏出现了异常，吃进去的东西不能被消化，患者就会出现饱胀感，这种感觉是很不舒服的，所以患者即使很饿，但是感觉胃部胀满，又很不想吃饭。

综合上述两点我们就知道了，这种知道饥饿但是又不想吃饭的情况，反映的是患者自身胃强脾弱。对此，我们可以通过健脾的方法，使得脾的功能变得强健起来，这样才能恢复正常饮食。

那我们怎么去健脾呢？之前我给大家推荐的参苓白术散就可以。在中医里面这个方子一般被用来治疗大便溏泻不爽，但它同时也是很好的健脾方子，所以对于脾虚的患者，可以选择这个方子进行治疗。而且它选购起来也很方便，除了药房有粉剂可以买之外，还有卖药包的，大家可以根据自己的情况，选择自己更方便的服用方式。

需要提醒大家的是，脾虚治疗起来比较慢，因为虚证需要补。而对于补法，中医提倡缓补，不提倡峻补，所以服用时间稍微久一点才能见效，大家不要太心急。

醒脾开胃用好砂仁

砂仁这味药物最早源自东南亚国家。中国使用砂仁的历史要追溯到唐朝。最开始，砂仁是用作香料的，慢慢地在使用过程中，我们发现了它的药用价值，所以砂仁的身份就变成了中药。

砂仁在中药里面主要的作用就是醒脾化湿，因为砂仁芳香，芳香的物质祛湿作用很好。所以大家如果身体有湿邪的话，用砂仁祛除还是很对症的。同时砂仁还能醒脾，因为人体湿的本源在脾，用砂仁算是一举两得。

由于砂仁化湿的作用很好，所以我们要好好利用它的这一特点。今天我要给大家讲的就是含有砂仁的一些小方子，以及用砂仁做的一些食物。

我要讲的第一种食物是砂仁饼，用到的食材和药材有：砂仁、面粉、鸡蛋，再加上适量的葱和盐。具体的做法就是先将砂仁的壳去掉，然后把砂仁的仁打成粉。称取 5 克砂仁粉混入 500 克面粉中，打进去 2 个鸡蛋，混在一起搅匀，再加上适量葱末和盐，加水搅匀后，倒入油锅中摊成面饼的形状，煎熟就可以吃了。

另外，砂仁还可以配合着健脾的猪肚一起煲汤，这就是我要给大家介绍的第二种食物——猪肚砂仁汤。它的功效就是健脾化湿，而且又是食疗的方子，对人体的不良反应很小。大家可以准备砂仁 10 克、猪肚 100 克、姜适量。具体做法是：先把猪肚用热水洗干净，刮去内膜，去除气味；然后和砂仁、拍裂开的姜一起放到锅里，加适量水，烧开后转为小火，煲煮大约 2 小时；快要出锅的时候加盐调味，即可喝汤吃肉。

除了煲汤之外，砂仁还可以炖肉，比如炖猪瘦肉或者炖牛肉。砂仁炖瘦肉能够起到补血的作用，砂仁炖牛肉能够起到强身健体的作用。这些做法其实还是延续了砂仁作为香料这一古老作用，具体的用量大家可以按照香料的量来加入，也可以根据自己的口味添加。另外，砂仁还可以在做海鲜的时候放进去，能够去除海鲜的腥味。

大家在使用砂仁时的主要注意事项是，阴虚的患者尽量不要食用，因为砂仁会加重阴虚症状。它的功效是醒脾化湿，主要还是适合体内有湿邪，同时脾也虚的患者。

脾虚消化差，试试薯蓣丸

前面我们提过，脾虚是现代人很常见的一种症状。为什么会这样呢？由于现在食物的种类越来越繁多，应季和不应季的、本地和外地的果蔬常年都能在超市、菜市场中买到。

物资大大丰富了，但长期这样吃东西，打破了顺应自然的生活模式，所以现代人普遍都会有消化系统的问题，比如泄泻、消化不良等。这些症状在中医里都可以用一个词来概括，那就是脾虚。

既然脾虚了，如果你爱惜身体，当然要及时调理，肯定需要药物来帮助解决。但是，有没有什么药食同源的方法呢？答案是肯定的，那就是简化版的薯蓣丸。

薯蓣丸是张仲景的方子，方中主要用的药物就是薯蓣。什么是薯蓣呢？薯蓣其实就是山药。原方的组成是比较复杂的，我们经过长期的临床应用发现，简化的薯蓣丸就能够很好地改善脾虚的症状，制作起来也方便，所以今天我就给大家推荐这款简化的薯蓣丸。

简化薯蓣丸方中的成分只有山药、茯苓和大枣。山药和茯苓都是健脾的，大枣能够健脾和补养气血，所以这三味药共用就能起到补脾的作用。

具体的做法是取山药、茯苓、大枣各200克，蜂蜜300克。首先将大枣洗干净，用水泡2小时左右，然后放入锅中，加水1.5升，等到大火烧开之后转成小火，再煮40分钟。等到红枣完全煮熟、煮透的时候，用勺子挤压大枣，使得枣汁流出，等到大枣的枣汁都挤出来时，用过滤网过滤，把大枣皮和核过滤掉，留着枣汁备用。

这个时候，你可以把枣汁倒入锅中，把300克蜂蜜也放进去，用小火煮。煮的过程中注意撇去浮沫，并且不断进行搅拌。大约15分钟后，等到枣汁和蜂蜜一起浓缩到400克左右的时候，就可以停火了。

山药和茯苓是需要打粉的，大家可以提前打好粉混合在一起。上一步完成的时候，就可以将这两种粉末和红枣蜂蜜汁混合，等到稍微凉一点的时候，就可以和面了。大家可以在面上涂一点香油防止粘手。揉好面团以后，把它揉搓成数个小球，包装保存好就可以了。一般自己做的薯蓣丸可以保存半年左右。

这个薯蓣丸属于缓补的药品，脾虚的患者可以长期吃，因为本身丸剂起效就是很慢的，加上虚证的治疗时间也会比较长，所以必须坚持用药。

胃不舒服“心下痞”，先弄清楚原因

“心下痞”是一个专业的术语，我先来给大家解释一下它是什么意思。“心下”，说明了症状的位置，在心下；“痞”是在说明感觉，一种痞满的感觉。那么，什么叫作“痞”呢？痞满这种感觉，是自己觉得胀满不舒服，但是按起来又不感觉胀，摸起来也感觉不到它的硬，是中医里讲的一种特殊症状。

那么，心下痞到底在哪儿呢？其实这个心下就是胃，所谓的心下痞就是胃里感觉到胀满不舒，按着柔软，自觉胀满，就是这样的一种状态。患者自己感觉很不舒服，但你去找西医看病吧，它又不算是一种病，所以也没有明确的治疗方法。

中医认为，痞满的病机是中焦气机不利，脾胃升降失常，时间长了就发展成这种疾病。痞满的位置在胃，与肝脏和脾脏密切相关，它的证候分型有六种，也就是说它的病机有六条，我们来分条进行介绍。

第一条是饮食内停。指的是吃进去的食物没有被及时消化吸收，停在胃中，就会出现痞满的症状，并且在进食的时候更加严重，同时还会打嗝反酸。这种情况可以吃点山楂，或者买点大山楂丸吃一吃，帮助消化。

第二条是痰湿中阻。所谓痰湿中阻，指的就是纳食在脾胃内停聚，造成脾胃消化功能失调，人在这种情况下会感觉到胃中痞胀、头晕昏沉、肢体困倦。因为有湿，所以人会感觉到困倦，黏腻不爽。针对这种情况，可以用陈皮泡水喝。陈皮就是橘子皮，可以直接将吃过的橘子皮晒成干，留着泡水喝。

第三条是湿热阻胃。这就是我在上面刚刚说到的湿，经过长时间的聚集，湿化热，发展成这种症状。对于这种情况可以吃点豆豉，能够宣发郁热。

第四条是肝胃不和。我在前面说过，痞满是胃的事情，但是和肝脏、脾脏都是相关的，所以又不仅仅是胃的事情。当肝脏出了问题，出现了肝胃不和的情况，就会影响消化，出现痞满的症状。这种情况下我们应该做的是疏肝，柴胡疏肝散是常用的疏肝药，但是需要医生开具。

第五条是脾胃虚弱。这个很好理解，当脾胃虚弱的时候，运化的功能不行了，就会出现消化不良，自然是感觉痞满不舒。这种情况下常见的症状，除了痞满之外，还有倦怠乏力、少气懒言等脾虚的表现。

第六条是胃阴不足。当人的胃阴不足的时候，消化功能自然也会受到影响，因为胃阴是帮助消化的。这种情况还会出现一些阴虚的症状，比如口干、口苦、大便干燥等，都是胃阴不足的表现。这时可以去药店买一点麦冬和天冬，在煮粥的时候放进去。

胃脘胀气，可用半夏泻心汤

前面我讲了心下痞的各种类型和病因，但它其实只是一种证名，而且是大家不熟悉的术语。我们更多人出现心下痞时，往往会用“胃胀”这一说法，也就是胃脘部胀气。

胃脘部胀气作为一种比较常见的胃肠病症状，很多人都会有，并且这种症状的发病率是女性大于男性的。很多人在出现了胃脘部胀满时，会去医院进行检查，但通过超声是检查不出任何病变的。

检查不出病因，可是自己又很难受，于是大家会选择中医治疗，这是一般人在面对胃脘部胀满时的主要反应。

我的一个患者就是这样来找的我，她的腹胀症状持续了一个月，在医院做了肝胆脾彩超，各个脏器都正常。可她后来还是腹部胀满不止，又辗转去了妇科，做各种检查，各个脏器表现都是正常的，患者最后决定找中医治疗。

患者来的时候，小肚子都是胀胀的，按起来很硬，按之即起。患者自述看到吃的很有食欲，但是不敢吃，只要吃进去，就觉得自己不消化，但是大便都是正常的，自己感觉不像是消化系统的问题。

通过把脉以及问诊，我初步判断患者表现出来的胀气症状，其实就是痞满。由于患者本身脾胃相对虚弱，所以本来存在着受纳的问题，再加上体内有寒热邪气，这些邪气聚集体内，就会出现痞满。

诊断以后，我给她开了半夏泻心汤，具体方子是半夏 12 克、黄连 3 克、黄芩 9 克、干姜 9 克、甘草 9 克、大枣 4 枚、人参 9 克。

在这些药物中，半夏能够化痰湿；黄芩、黄连能够下调胃气；干姜辛温能够升发胃气，起到辛开苦降调痞满的作用；人参、大枣和甘草能调节胃气，使得邪气得以祛除，脾胃之正气也可以得到恢复，从而痞满得以消除。

在古代，这个方剂也被演化成了各种不同的附方，比如生姜泻心汤、甘草泻心汤等，这些不同的方剂针对不同类型的痞满，但都是以半夏泻心汤作为基础方，所以大家可以在出现痞满，也就是胃脘部胀气的时候，试一下这个方剂。

最后我需要提醒大家，使用这个方剂的时候，有一个注意事项，就是不能一直使用，等到疾病好了，就可以停止使用。因为这里面寒凉属性的中药有两味，如果长时间吃恐怕会伤及脾胃阳气。另外，在服药期间，水果也要少吃，因为水果寒凉，与黄芩、黄连一起吃，可能会使脾胃的阳气大大受损。

胃气上逆喝姜丝橘皮茶

“胃气上逆”也是个中医术语，很多人不知道这个名词，所以即使有了胃气上逆的症状，也不知道。因为胃气上逆很常见，基本上每个人都经历过，所以了解胃气上逆就显得很有必要。

胃气上逆，顾名思义，就是胃中之气有向上逆的趋势。胃气本来是主通降的，就是胃气喜欢向下，这才是胃气的正确通行道路。只有出现问题的时候，胃气不降反升，才会出现胃气上逆的表现。

那么哪些临床表现算得上胃气上逆呢？恶心、呕吐、嗳气、反酸等，都是胃气不降反升的常见表现。其中反酸这个症状我要格外提一下，反酸带来的不仅仅是不舒服的感觉，更重要的是还有其他的疾病。大家要知道，反酸所反出来的酸其实是胃酸，胃酸的主要成分是盐酸。长时间地反酸，会灼伤食管，更为严重的还会发生食管癌，所以治疗反酸还是很有必要的。

虽然胃气上逆引起的都不是很严重的临床表现，但是我们的胃气长时间处于上逆的状态，对胃这个脏腑本身也是很不好的。胃气上逆的这些表现也正是西医所讲的一些胃病的临床表现，比如慢性胃炎、胃溃疡等，这也说明长期的胃气上逆其实是胃的一种病态，因此还是要采取合适的方法进行治疗。

说到治胃，有句话叫“三分治，七分养”，用在胃病的治疗上面是恰如其分的。因为胃不像其他的脏腑，只要你好好吃饭，就是一种养。中医还讲究“糜粥养胃”，糜粥就是指熬得很烂的粥，这种粥可以在胃里面形成一种保护膜，起到养胃的作用。另外，养胃也要注意不能吃太多刺激性的食物，比如辛辣的食物、寒凉的食物。

这里推荐给大家一款姜丝橘皮茶。这款茶中只有姜丝和橘皮两味中药，其中的姜有两种类型，一种是生姜，另一种是干姜。两种姜的作用是不一样的，生姜的作用是解表散寒，调胃和中；干姜的作用是温中、散寒、止呕。生姜走表，干姜走里。所以，当你感冒的时候，可以喝生姜橘皮茶；当你脾胃虚寒的时候，可以用干姜橘皮茶。

姜丝橘皮茶的具体做法很简单，就是姜丝和橘皮等量，泡水喝就可以。这款姜丝橘皮茶的功效就是温中散寒，对胃寒、恶心、嗳气、腹胀等症状都能很好地缓解。

脾胃虚弱的食积治疗方法

其实食积的原因有好多种，不仅仅是脾胃虚弱。比如有人是由于吃多了不消化，有人是因为气滞导致的食积。当然，脾胃虚弱不消化也会导致食积，今天我们就讲一讲由于脾胃虚弱所导致的食积的治疗方法。

在说脾胃虚弱型食积的治疗方法前，我们要先谈一谈脾胃虚弱的临床表现。脾胃虚弱的常见症状是胃胀、打嗝、嗳气、腹泻、乏力、气短、舌淡胖且有齿痕。

脾胃虚弱的治疗思路就是健脾，常用白术、茯苓、粳米等能够健脾的中药和食材。今天我给大家介绍两个专门治疗脾胃虚弱的药方，一个是枳术荷叶饭，另一个是香砂枳术丸。

枳术荷叶饭由两味药物组成，大家可以准备枳实6克、白术12克，把它们放入锅里，加入500毫升水，小火煎煮15分钟，滤掉药渣。接下来用这枳术水来煮米饭，同时在米饭上盖上两片荷叶，从而达到健脾和胃、消食导滞的目的。

脾胃虚弱的人可以经常食用枳术荷叶饭。这个方子其实是中医方剂中的枳术丸化裁来的，它的功效就是健脾。枳实能够行气消食，白术可以健脾祛湿，荷叶能够开脾气，三味药合用，能够起到健脾的效果。

另一个方子是香砂枳术丸，这个就是枳术丸加了香砂。香砂行气的力量很强，因此这个方子能够治疗脾气虚弱。如果因为气滞而出现食积，这种就比较重，所以要再加上香砂。这是一味中成药，大家可以在药店买到。

对于食积加上气滞比较严重的脾胃虚弱者，还可以选择香砂养胃丸，行气和消积导滞的效果都很好。我家的邻居有几个人脾胃比较差，因为年纪大了，所以吃起东西来好久都不消化，我就建议他们平时可以吃点香砂养胃丸或者香砂枳术丸，效果都不错。

上述这两个方子都是比较安全的，对于那些脾胃很虚弱，吃点东西就会胀的人来说十分对症，大家可以根据自己的需要酌情服用。

食积结石，都可以用它调

前面我们讲了脾胃虚弱型的食积应该怎样调理，现在再来看看另一种可以有效缓解各种类型食积症状的药物。它化积的能力很强，甚至强到可以化石。而且它也比较安全，小孩子都可以用。当然，如果你需要给孩子用，建议先去咨询医生，以确定用量。

这味神奇的药物就是鸡内金，它是一味功效强大的中药。《本草纲目》中说它可以“治小儿食疟，疗大人淋漓反胃，消酒积”。

鸡内金在中医里常用的功效有两个：一个是消食，一个是治疗淋证。

大家可能知道，中医的思维常常是取类比象的，鸡内金其实就是长在鸡胗内侧的一层膜，相当于鸡的砂囊的内壁。因为鸡内金在鸡的身上时功效就是助消化，所以它作为一味中药，依然保持了它原有的功效。

而鸡内金助消化的功效，也得到了现代医学的证实。相关研究表明，健康人口服炙鸡内金粉末5克，经45 ~ 60分钟，胃液分泌量比对照值增加30% ~ 37%，2小时内恢复正常。胃液酸度也明显增强。

而且，胃运动功能明显增强，对食物的消化吸收功能更强。

对于食积的患者，我们可以将鸡内金焙干，打成粉，一次吃一勺，效果非常显著。

鸡内金不仅治疗食积，还能治疗厌食。我以前有过一个小患者，是个不爱吃饭的小孩子，就是现在所说的厌食。我让他母亲每天给他半小勺鸡内金吃。过了一段时间，孩子厌食的症状得到缓解，食量明显增加，身体也慢慢壮实起来。

除了消积，鸡内金还有另一个功效——治疗淋证。淋证是以小便频数、尿道灼热疼痛、排便不利为主要表现的病证。淋证的治疗也可以选择鸡内金，搭配其他的药物一起使用，起到通淋化石的作用。

临床上治疗淋证，我们常用的组合是鸡内金和金钱草，两者都能消石，也能通淋。具体的药量要根据把脉诊断之后来定，这里我就不给大家明确的用量了。

脾胃虚寒和果积，用它泡茶喝

有些人大鱼大肉吃多了不消化，得吃点山楂或者鸡内金等药物来消食。但是大家可能不知道，水果吃多了，也会出现“果积”。

夏天有很多新鲜水果上市，而且又是应季水果，再加上夏天炎热，就会多吃水果。多吃水果是好习惯，但是吃水果也应该有分寸，不要觉得它好就吃个不停，否则会导致脾胃虚寒，于是开始不消化，就出现了果积。

我们先来说说脾胃虚寒的表现，再给大家说说果积的表现，大家对照看看自己身上有没有这些症状。

脾胃虚寒的首要症状是肚子痛、腹泻，喜欢暖的、热的，比如说很多女性喜欢抱个热水袋之类的。再看这个人的舌苔，肯定是白色的，舌质也比较淡，这种情况就是脾胃虚寒。

再来说说果积，果积就是水果吃多了，积在那里，不消化。果积的主要表现是腹胀、不消化，甚至会呕吐、泄泻。

针对脾胃虚寒和果积，我这里给大家推荐一味中药——草果。草果药性辛温，能够温脾胃之寒，同时善于走窜，能够化积。利用草果性温善走窜的特性，来治疗脾胃虚寒所致的果积非常合适。

这个草果怎么用呢，大家可以喝草果茶。做法很简单，只需要用草果 3 克、丁香 3 粒一起泡水喝就行。

需要注意的是，这款草果茶不能闷太久，因为草果和丁香都是芳香之品，如果长时间闷制芳香之品，会使香气大出，减弱药效。

至于它的药效，我可以给大家讲讲自己的例子。我本身很喜欢吃水果，每到夏天我都喜欢尝尝各种各样的水果。可毕竟我年岁不小了，所以脾胃功能不是特别好，每次吃完水果，即使吃得很少，也会出现脾胃虚寒不消化的症状。我通常就会泡点草果茶来喝，一般疗效都很显著。今天我把这个小方子推荐给大家，希望你们也能够受益。

当然，草果不仅是一味很好的中药，还是一种很好的调料。大家煮羊肉的时候，可以在开锅前 10 分钟加入少量的草果，能够达到增香的效果，同时还能够温养脾胃、化除食积，一举两得。

胃部反酸用它可改善

前面在讲胃气上逆症状的时候，我特意强调了一下反酸。它也可以是一种独立病证，而且相当常见，所以这里我们单独拿出来讲讲。

有一种人的反酸，是胃气上逆的病态。这种人本身就会有胃气上逆的表现，反酸只是其中的症状之一，前面我们提过了，这里不再赘述。

但还有很多人，他们在吃了不合适的东西时，就会反酸。比如说有的人不能吃红薯，吃了红薯之后就会反酸；有的人不能吃面包，吃了面包之后就会反酸。这类人的反酸是由于食物造成的。

反酸虽然算不上严重的疾病，但是反出来的胃酸侵蚀性比较强，时间长了会给食管、口腔等带来不良影响，因此需要积极治疗。

治疗反酸的方法可以是服用氢氧化镁、氢氧化铝片，或者硫酸铝片，这些化学物质可以与酸反应，中和成盐，这样就把酸消耗掉了。

有的反酸的人也喜欢用碳酸氢钠，但要注意的是，如果有胃溃疡，是不适合用碳酸氢钠的，因为碳酸氢钠和胃酸反应可以产生二氧化碳，对于胃溃疡的患者，容易引发胃穿孔。一旦发生胃穿孔，就会出现胃内容物向外流的情况，从而造成急腹症，这是外科的危险急症之一，所以有胃溃疡的人吃药一定要注意。

上面我说的是西医的治疗方法。中医对于反酸也有自己的一套治疗思路，中医治疗反酸常用的一味中药是乌贼骨。容易反酸的患者，可以买点乌贼骨，或者自己吃乌贼的时候将乌贼骨留下，晒干磨碎，每次出现反酸时吃上一小勺，可以很大程度上缓解胃酸带来的不适感。

当然，我上面说的西医和中医的治疗方法只能称得上是姑息疗法，或者叫作对症治疗，只能治标而不能治本，真正的治本是要认清反酸的病因，针对病因进行治疗。

那么，反酸的病因有哪些呢？在中医看来，反酸的病因有两种：一种是脾胃有寒，反出来的酸水比较清；另一种是脾胃有热，反出来的酸水就比较黄。二者都有对应的治疗方法，中医会根据每个患者的具体表现进行辨证给药，寒者热之，热者寒之，对症治疗。

除了治疗，预防也是很重要的，大家要注意每次吃饭不能吃得太多；而且不要吃太多薯类，比如地瓜、土豆等食物；再就是还没有感觉到口渴的时候就要喝水，多喝水有助于冲淡胃酸。

消谷善饥，你的胃火太大

这个“消谷善饥”很多人可能看不明白，我先来给大家讲讲它的表现。消谷善饥的主要症状是总是喜欢吃东西，吃得多就叫“消谷”；但是即使吃得很多，也还是很容易饿，这个就叫“善饥”。

我们身边有不少人都有这种临床表现，有人觉得这是一种正常现象，所以置之不理。那么这是一种正常现象吗？只不过是吃得多了而已，难道这也是身体出现了问题？

其实这确实是身体出现了问题，这个问题出在胃。一般消谷善饥主要是因为过剩的胃火促进了消化，所以才会有这些表现。

如果只是单纯胃火旺，没有引发其他的疾病，也不算是大问题。要是胃火旺的同时，夹杂着其他的病证，或者是胃火过于亢盛，那就不能忽视了，因为这还会引发其他病证。

针对胃火过剩，中医在治疗中是需要清胃火的。我们常用的方剂是清胃散。方子的主要组成是升麻、黄连、当归、生地、牡丹皮、石膏。

在这些药物中，大部分药物的功效都是清胃火，同时还有些药物能养胃阴、补血，使得全方不至于过于寒凉。使用的方法因人而异，因为这里面有石膏，其过于寒凉，所以我在这里不好定一个具体的量，还是需要医生诊断之后再定每个人适用的量。

这个方子，在我应用的过程中有很多效果显著的医案。

比如我有个患者是一个大三的女生，患者当时准备考研，在准备考研的期间开始出现饮食过多的情况，以前一天吃三顿，后来一天吃四顿，并且在中间还要加餐。女生认为这是因为学习努力累的，所以也没有在意。

结果，患者开始慢慢出现口腔有异味的情况，偶尔还会牙痛，于是就诊。我看了她的舌象，舌红苔黄，把脉之后发现她脉象滑数，同时结合她的临床表现，我诊断是胃火过剩。刚开始出现胃火过剩的时候，仅仅是有吃得多的表现，后来出现了口腔异味、牙痛的症状，这都是因为之前的胃火过剩没有得到及时的调理与治疗。

患者服用药物大约两周的时间，症状基本消失，吃饭的习惯也恢复得和以前基本一样了。其实这个患者起病也有情志的因素在里面，因为备考学习非常紧张，患者本身就有压力，气机瘀滞就容易化火，火走在胃经，所以整体表现是胃火过剩的。

这里我想要提醒大家的是，虽然我们传统上认为能吃是好事，但如果有了消谷善饥的表现，你要知道，这并不是一种正常的现象，而是一种病态，需要及时引起重视，以免衍生出其他病证。

健脾养胃就来一碗四宝粥

脾胃是“后天之本”“气血生化之源”，所以想要营养充足、气血丰沛，首先要有好的脾胃才行。有的人不管吃多少都不胖，有的人经常腹泻或便秘，还有的人吃一点东西就胃胀、嗳气、不消化，这都是脾胃功能不好的表现。在处理这些问题之前，我们要先把脾胃调好，这是改善体质、治疗疾病的前提。

在选择调养脾胃的食物时，一要看它是否营养丰富，二要看它是否容易消化。芡实就是符合这两个条件的好食物，我在自己生活和临床工作中，常用到芡实。芡实是芡（一种睡莲科植物）的种子仁。秋末冬初时节，采收芡成熟的果实，除去果皮，取出种子，洗净后除去硬壳（外种皮），最后晒干而成。芡实颜色白如莲子，细如珍珠，又被称为“鸡头米”。

芡实是典型的药食同源食物。相传宋代大文豪苏东坡到老年仍然身健体壮、面色红润、才思敏捷，就得益于他数十年如一日地坚持食用煮熟的芡实。芡实入心经、肾经、脾经、胃经，有健脾止泻、固肾涩精的作用，是健脾和胃、防止未老先衰的食物。

芡实可以生用，也可以炒用。中药处方中的芡实均指生芡实，炒芡实是用生芡实麸炒至微黄再入药。生芡实补肾涩精，炒芡实健脾开胃，也有将芡实炒焦使用的，主要以补脾止泻为主。炒制芡实时要加麦麸，而且需掌握一定的火候，家庭制作不方便，因此可以在药店购买制好的炒芡实。

挑选芡实时，要掌握“看、咬、闻”这三个诀窍。看，一是看芡实颗粒是否圆整、大小是否均匀，以形状圆整、无破损及附着粉状颗粒的为佳；二是看外表色泽是否白亮，如果色黄则可能是陈货。咬，就是用牙齿咬一下，干燥的芡实松脆易碎，如果受潮了会比较有韧性，这样的不要选。闻，是闻一闻有无异味，好的芡实应该是无臭、味淡的。

芡实补中益气，它的作用和莲子有些相似，也经常和莲子一起使用。比如我们在家可以煮一碗芡莲养胃粥，就是将莲子和芡实按照1：1的比例混合、捣碎，然后加水熬煮成粥。这款粥适用于长年便溏的中老年人，可以改善四肢乏力、饮食无味、食量不佳等问题。不过，与莲子相比，芡实的收敛镇静作用更强，所以适用于慢性泄泻和小便频数、梦遗滑精、妇女带多腰酸等症。

芡实被誉为“水中人参”，古药书中说芡实“婴儿食之不老，老人食之延年”，具有“补而不峻”“防燥不腻”的特点。中国人有秋季进补的习惯，经过暑热的长夏，脾胃功能难免减退，这时我常让家人煮四宝粥来调理脾胃。四宝粥里有哪“四宝”呢？有莲子、山药、薏米和芡实。将这四样食物按1：1：1：1的比例配好，打磨成粉，每次熬粥的时候放几勺，对补脾胃特别有帮助。

古往今来，许多医家都将莲子视为补脾胃的第一选择，而山药既补气又补阴，是平补脾胃的良药。薏米最大的功效是祛湿。运化水湿是脾的功能之一，人体内的湿气太重会增加脾的负担，祛湿就是为脾减轻负担。芡实的收敛作用比莲子强，是补脾止泻的良药。四宝粥具有健脾、利湿、补肾的功效，适合大部分人食用，尤其是常熬夜、长痘痘、易口腔溃疡的人，可以多食用四宝粥来滋阴、固脾胃。

秋季进补时，来一碗香香甜甜的四宝粥再好不过了。经过芡实等药的调理，脾胃充实后再服用其他补品，人体就能适应了。

若要脾胃安，三里莫要干

人体具有强壮保健作用的穴位很多，比如关元穴、气海穴、命门穴、肾俞穴、涌泉穴等。在这些穴位当中，有一个穴位对于保养脾胃、治疗脾胃病特别有帮助，那就是足三里穴。

中医对足三里穴的认识和使用由来已久。东汉末年，神医华佗就用足三里穴治疗五劳羸瘦、七伤虚乏（身体虚弱和各种慢性病证）。到了唐宋，艾灸足三里穴来防病保健就更为普遍了。《四总穴歌》中说“肚腹三里留”，意思就是胃肠不好可以按摩足三里穴，这里的“肚腹”泛指六腑。《黄帝内经》中说“胃者，五脏六腑之海也”，意思是胃是六腑的核心，如果胃的功能失常，六腑都会受到影响。

脾与胃相表里，胃主受纳，脾主运化，脾气以升为顺，胃气以降为安。脾失运化则腹胀、肠鸣；脾气下陷则泄泻、脱肛。《黄帝内经》说：“邪在脾胃，则病肌肉痛。阳气有余，阴气不足，则热中善饥；阳气不足，阴气有余，则寒中肠鸣腹痛；阴阳俱有余，若俱不足，则有寒有热。皆调于三里。”由此可见，足三里穴是治疗脾胃病的万能穴。

在宋代医书《医说》中，有“若要安，三里莫要干”的记载，就是说长年不断灸足三里穴可以保证身体的健康。因为使用的是瘢痕灸，灸处经常会出水疱，所以是“莫要干”。而在民间也有“艾灸足三里，胜吃老母鸡”的说法，可见足三里穴的保健效果已经深入人心。

现在生活条件好了，大家都希望吃绿色食品。我有一个老朋友，他非常注重养生，从来不吃超市里卖的鸡，都是特地跑到农村买散养的土鸡来炖汤喝。前不久，他说以前常买土鸡的那家农户不养鸡了，正发愁不知道去哪儿买。我对他说：“用好了足三里穴，比吃老母鸡还补呢！”

《针灸真髓》上说：“三里养先天后天之气，灸三里可使元气不衰，故称长寿之灸。”足三里为什么具有如此显著的保健作用呢？足三里是足阳明胃经的合穴，针灸足三里穴可以旺盛后天之本，使气血生化有源，调节和振奋脏腑功能，增强卫外功能，从而提高机体的免疫防卫能力。现代临床医学研究证明，针灸足三里穴对身体各系统功能、血液成分、体温调节、机体免疫力等多方面都有影响，尤其对消化系统有益，能提高多种消化酶的活力，增进食欲，帮助消化。

除了是长寿穴，足三里穴还用于治疗多种疾病。首先，足三里穴主治各种消化系统病证，比如食欲不振、恶心呕吐、胃痛、腹痛、腹胀、腹泻、便秘、肝胆疾病等；第二，足三里穴可以用于治疗各种慢性病证导致的身体虚弱，如由于后天之本亏虚、气血生化无源引起的贫血、眩晕、肢软无力、神经衰弱、产妇乳汁减少，以及由于中气不足、脾虚下陷引起的久泻、久痢、遗尿、脱肛、子宫脱垂、内脏下垂等；第三，足三里穴可以提高免疫力，防治感冒、咳嗽、哮喘、肠炎等。

既然足三里穴的作用这么强大，那应该怎么找呢？常用的方法有四种：

1. 分寸法：坐位或卧位，屈膝，足三里穴在外膝眼正中直下三寸，胫骨前嵴外缘一横指宽的地方。

2. 一夫法：坐位或卧位，屈膝，将一只手拇指以外的四指并拢，食指第二指节置于外膝眼正中，四指向下横量，小指下缘距胫骨前嵴外缘一横指处就是足三里穴。

3. 中指测量法：坐位或卧位，屈膝，将一只手的掌心正盖在膝关节髌骨上，四指向下伸直（食指紧靠在小腿胫骨前嵴外缘），中指指尖所指就是足三里穴。

4. 骨标志法（手推胫骨法）：坐位或卧位，屈膝，以一只手的拇指顺着小腿胫骨前嵴由下往上或由上往下推至胫骨粗隆下方，再向外侧旁开一横指处，就是足三里穴。

我要说明一点，中医取穴使用的分寸法、指量法用的都是"同身寸"，就是测量穴位的时候只能使用自己的手。每个人的手胖瘦、粗细都不一样，用别人的手就不准了。

足三里穴的"里"通"理"，三理即理上、理中、理下。在具体的应用上，按摩的位置会有细微差别。理上，就是上腹部，我们的胃就在上腹，因胃炎、胃溃疡导致的胃反酸、胃胀、胃脘疼痛，按摩或者针灸足三里穴稍靠上的位置；理中，腹部正中的位置有不舒服的感觉，那么揉足三里穴的位置就可以了；理下，如果下腹部有不适，比如说一些原因造成下腹冷痛，就要在足三里穴稍靠下的位置寻找治疗点。

举个简单的例子。之前一个患者有胃炎，我让他经常按揉足三里。

他倒是很听话，每天都按揉 15 分钟。但是一周过去了，他告诉我效果并不大。我就让他把平时按摩的位置指给我看。我一看，本来应该按揉足三里穴稍靠上的位置，按揉这个穴位正中也可以起作用，而他按揉的却是足三里穴靠下的位置，难怪效果不大。我用拇指按了下他足三里穴靠上一点的区域，他把腿一缩，“哎呀”地叫起来，连说我的手劲太大。其实并不是我的手劲太大，而是他按的位置出现了偏差。

平时在家里保健，我们可以采用的方法很多，比如用拇指或中指的指端点压、按揉，或是用弯曲的拇指指关节突起处或小指侧指掌关节部位捶打，或是把几根牙签捆在一起来刺足三里穴区。当然，最好的方法还是艾灸。传统的足三里穴保健灸是用直接灸的办法，把艾炷放在足三里穴上，灸出疱。现在我们可以用悬灸的方法来替代。一般情况下，每次单侧足三里穴艾灸 5 ~ 10 分钟就可以。用于治病的话，可以每天灸一两次；用于保健的话，每日或隔日灸一次。用好了这个穴，老母鸡之类的滋补品都可以不用了。

养好脾胃，靠这四个字 —— 定时、定量

在临床中，常常有大病初愈的患者问我：“李老，您治脾胃病这么厉害，能不能教教我养脾胃的窍门？”

有人认为把脾胃病治好就是有了好脾胃，这是一种误解。好脾胃是养出来的，而不是治出来的。不管是用药物，还是按摩、艾灸等方法，治疗终归是应急的措施，是病发后的“不得已而为之”。而脾胃病归根到底是“病从口入”，不管好自己的嘴，没有养成好的饮食习惯，再高明的治疗方法也只是亡羊补牢。中医说“肺为娇脏”，其实何止肺，脾胃也是金贵的脏腑。所以，我常告诉患者，保养脾胃的时候，要注意“脾要清补，胃要娇养”。“只靠医生，不靠养生”的态度，对脾胃健康来说于事无补。

我现在八十多岁了，吃饭一直不错，可以说是“吃嘛嘛香”，这主要得益于我健康的饮食习惯。归纳起来，无外乎四个字——定时、定量。看到这四个字，有的人可能会嗤之以鼻，觉得这太简单了，谁都可以做到。可不要小看这四个字，里面的讲究还不少呢！

我先来说说“定时”。大家应该都听说过“生物钟”吧？这个无

形的“时钟”体现了生命活动的内在节律。比如我习惯了早上五点起床，即便忘记定闹钟，到了五点我还是会醒来，这就是生物钟的作用。胃酸的分泌也同样受生物钟的影响，会在固定的时候开始分泌。如果一个人每天都是晚上八点吃晚饭，久而久之，到了晚上八点，即使没有吃饭，胃酸也会开始分泌。这个时候，如果不吃饭，胃里空空的，胃酸的酸度很高，就会对胃襞造成不良影响。

中医对生命活动的节律早有认识，这就是“子午流注”。早在《黄帝内经》中，就阐述了“经脉流行不止，与天同度，与地同纪”的天人相应的观点。在《医宗金鉴》中有一首《地支十二经流注歌》，是这样写的：“每日寅时从肺起，卯时流入大肠经，辰胃巳脾午心火，未时应注小肠经，申属膀胱酉属肾，戌走包络亥焦宫，子胆丑肝寅又肺，十二经脉周环行。”这就是在告诉我们要在恰当的时候做恰当的事，脾胃养生也不例外，每天都必须在固定的时间安排一日三餐。只有符合运化的节律，脾胃才能像保养良好的机器一样，更持久耐用。

有人可能会问：“我平时都是按时吃饭，但是偶尔会觉得饿，这个时候要不要吃饭呢？”我的回答是“要吃”。我们不妨把“饿”也看作定时的“时”，因为“饿”是身体给我们的一个重要信号，此时是最该吃东西的时候，就像气功修炼很讲究的“活子时”（指小周天功法中该起火的时机，之所以称它为“活”，是因为要等待身体中自然景象的产生，而不是固定的时刻）一样。为了赶工作、减肥，硬扛着饿，非不吃饭，这也是不定时吃饭的一种行为。

我还遇到过这样的患者：看到别人吃，他自己也想吃，总觉得嘴里不嚼点什么心里就不踏实。这样的患者分不清自己是饿还是馋，经常饮食无度。你问他们，他们就说："饿和馋都差不多，怎么可能严格划分清楚呢？"其实饿和馋是有严格界限的。我教大家一个区分饿和馋的办法：如果就给个馒头，也看着香，吃着香，这就是饿了；如果只有看到鸡腿、巧克力，才看着香，吃着香，那就是馋。

说完"定时"，我再说说"定量"。定量是为了避免过饥或过饱、饥饱无度、暴饮暴食、不当节食等这些伤害脾胃的行为。定量的"量"，不是指每餐必须吃一碗饭、一盘菜、一块肉，而是指身体适当、适合的量，其中也包括不吃。比如有时候我们觉得吃不下饭，不是因为生病了，也许是因为上顿吃的量多了，这一顿就要少吃，甚至不吃，以此减少食积的加剧，或配合一些消食导滞的药食。当然，如果很有规律，很有节制，每顿吃一小碗饭脾胃就很舒服、精力很充沛，那这个量就是最理想的"量"。"定量"就是遵循这个合适的量，不要逾越。

古语有云："饥餐渴饮倦时眠。"这是历代养生达人、禅宗高僧们亲身遵循和最为推崇的饮食养生最高原则，这里面就包含了饮食的"定时"和"定量"原则。很多人正是由于"饥而不食"或"不饥而食"，才一顿顿、一天天地让脾胃健康从嘴里溜走了。要知道，得脾胃病都是"冰冻三尺，非一日之寒"，最终发病只是压死骆驼的最后一根稻草而已。导致患者最后发病的那只是诱因，而不是病因。俗话说得好："苍蝇不叮无缝的蛋。"脾胃伤，脾胃虚，才是其根本原因，这种虚损由来已久。

要想拥有好脾胃，无论从得病、治病、防病的任何角度来说，都要防微杜渐，从小处着手，从日常做起。正如老子《道德经》上说的："九尺之台，起于累土；千里之行，始于足下。"

第五章 改善便秘肠道通

在我的『四通』保健法中，第一个就是大便通。这原本不是一件多难办的事，但对很多现代人而言，却成了奢望。为什么呢？因为大家活动得太少，吃得太好，压力又太大了。肠道的消化负担很重，可是蠕动速度却很慢，于是慢性便秘这个原本是老年人才会出现的问题，成了中青年人的常见病。所以，这一章我们就来看看怎样才能让肠道通畅。

肠道不通病上身

肠道是人体最大的代谢废物的器官。人吃进去的食物，要通过肠道将水谷精微物质吸收，并且传输到身体的各个脏腑器官，把糟粕传出去，不至于使糟粕在体内堆积，对机体产生影响。

但我们刚才说的这些生命活动，需要建立在肠道通畅的基础上，要是肠道不通畅就会出现糟粕不能排泄出去的情况。这些糟粕就会在肠道内堆积、发酵、腐败，会产生很多的毒素，显然这些毒素是对身体有害的。

了解了肠道的基本生理和病理情况，我们再来说说肠道要是不通畅了，会出现什么疾病。

第一个就是会出现面部颜色变差。中医讲究肺与大肠相表里，肺又外合皮毛，皮毛可以简单理解成我们外在的皮肤。要是肠道不通畅了，就会影响到与之相表里的肺脏的生理功能，也会影响到肺脏的外合，那么这会造成什么样的结果呢？这就会导致肤色暗黄、长斑等面部问题，这些问题单单靠化妆品是很难解决的。

除了面部问题，身体整体状况也会受到影响。比如患者会出现口臭，还可能因为便秘而导致肛裂等肛肠相关疾病，甚至可以诱发癌症，还有老年人在极端情况下因为便秘出现猝死，这些都是由于便秘直接或者间接导致的，所以别看便秘不算大事，大家还是不能小觑。

那什么样的临床表现算是便秘呢？中医有自己的分类与解释：

第一种是大便比较干燥，导致排便费力，排出的大便坚硬如羊屎，这是最常见的一种便秘。

第二种是大便虽不坚硬，但每次便后总是觉得没有排干净，想便又不能便出。

这两种情况中，第一种最常见，一般属于由实邪导致的便秘；第二种一般都是因为虚邪导致的。

正常情况下，排便是每个人每天都要进行的活动，但是排便之后再去看一眼自己的大便是什么样子的，很少有人有这个习惯。

这里我想要告诉大家的是，别嫌弃，必须观察自己的大便颜色和状态，尤其是中老年人，这一举动很重要，因为我们排出的粪便就是健康的晴雨表，能够提供很多身体信息。

一般来说，正常的、反映出的身体状态最良好的大便，应该是香蕉状的，颜色是棕黄色，不稀溏也不坚硬，这能够表现出这个人的身体是处于阴阳平衡的状态。大便偏硬或者偏软，颜色不正常，这些都是病态表现。要是排便一直没有达到正常状态，是需要就医的，希望大家引起重视。

支沟通腑气，治气秘就找它

便秘是一种很少引起人重视的疾病，尤其是成年人，除非特别严重的便秘，否则很少有患者是因为便秘来就医的。遇到便秘，很多人习惯用些偏方、验方，比如吃芹菜、菜花，喝蜂蜜水、淡盐水，按摩肚子……有的方法好用，有的方法没什么效果，这通常是因为没有分清便秘的类型，没有做到辨证论治。

便秘是临床上经常能见到的症状之一，主要表现有两种：一种是大便秘结，排便困难，排便时间延长；另一种是虽有便意，但排便不畅。现在一般将便秘归纳为“热秘”“气秘”“虚秘”“冷秘”四类。这四类便秘的表现各不相同，特点也比较明显，很容易区分。

热秘的人一般喜欢吃辛热厚味的食物，或者平时体质便阳盛、爱上火，所以肠胃积热、津液不足，大便就易干结。热秘的人因大便干燥而排便困难，还有心烦、口干、面红、小便短赤等上火的表现。

气秘的人多情志不畅，平时忧虑过度，于是肝气郁结、脾气不舒，简单讲就是不开心、多忧愁。气秘的人除了大便秘结，还有腹胀、嗳气、纳呆（消化不良、食欲不振）的表现。

虚秘的人是因身体虚弱导致气血不足，血虚则津液枯竭，不能润泽大肠，于是便秘。虚秘还有气虚和血虚的分别，气虚便秘的人便后多出汗、气短；血虚便秘的人面色没有光泽、心悸。

冷秘的人多是因为阳气不足，结果温煦功能失常，滋生内寒而凝滞肠胃，于是排便困难。冷秘的人喜暖恶寒，四肢多冰冷，腹中冷痛，舌苔色白。

按摩疗法是中医常用的外治法之一，适用于很多疾病，便秘自然也不例外。治疗不同的便秘，需要组合不同的穴位，一般是选一两个主穴，然后根据证型搭配数个不同的配穴。治疗便秘可以选支沟、天枢为主穴，气秘配中脘和行间，热秘配曲池穴、合谷穴，冷秘配气海穴、关元穴，虚秘配脾俞至胃俞的背俞穴。

支沟属手少阳三焦经。“支”是指树枝的分叉，“沟”是指沟渠。支沟的意思是三焦经气血在此吸热扩散，循三焦经经脉渠道向上、向外而行，扩散之气亦如树之分叉。支沟位于前臂后区，腕背侧远端横纹上 3 寸（除拇指外，其余四指并拢的宽度），当阳池与肘尖的连线上，尺骨与桡骨间隙中点。这个穴位能宣通三焦气机，多用于治疗胁痛、习惯性便秘等症。

每天早晚分别用手指交替按压一侧支沟，每侧大概按 5 分钟就可以了，两天后就会显效。

至于用食物通便，并不是说没有用处，而是应该将那些食物融入日常的饮食，养成良好的饮食习惯。

中医怎么治功能型便秘

便秘是临床上的常见病、多发病，偶尔出现一两次无关紧要，但如果是慢性便秘，你不想天天吃通便的药物，最好去看看医生。

中医治疗便秘的基本思路是辨证施治。功能性便秘虽然病位在大肠，但与脾胃关系最为密切，治疗时必须抓住脾胃这个关键。现代人生活节奏快，心理压力大，偏食肥甘厚味，过食生冷刺激之物，再加上，劳逸不均，这些都可以伤及脾胃。一旦脾气虚弱，运化功能失调，气血津液亏乏，肠道失于滑润，大肠传导失常，就会导致便秘。

传统上便秘分热秘、气秘、虚秘、冷秘四证，但临床上少见单纯的冷秘、热秘，多数便秘都是虚实夹杂证。虚以脾气亏虚、大肠津血不足为主；实以气滞血瘀、热结寒凝多见，所以在治疗上宜以补气健脾、养血润肠为主，辅以调理气血、温润通便。同时，随兼证进行加减辨证治疗，方能奏效。

比如说，脾虚肠燥、大肠失职导致的便秘，我的治疗思路是补气健脾、润肠通便，采用元参 30 克、生白术 30 克、茯苓 10 克、炙甘草 5 克、火麻仁 30 克、芒硝 5 克、瓜蒌 30 克、枳实 10 克作为基础方。

如果患者兼肝郁气滞证，要加白芍、香附、郁金以疏肝解郁；兼大肠实热证，需加黄芩、黄连、大黄以清泄实热；兼阴虚肠燥证，则加麦冬、生地、首乌以养阴润肠通便；兼血虚肠燥证，可加当归、熟地以养血、润肠、通便；兼脾肾阳虚证，要加肉苁蓉、干姜、肉桂以温通脾肾、通便。

我的这个基础方，其实是以四君子汤为本的。四君子汤是个名方，它由人参、白术、茯苓、甘草组成，是临床补气健脾的代表方剂，也是治疗脾胃病的基本方剂。

我习惯用元参代四君子中的人参，是因为元参能养阴清热，益胃生津；白术要生用、重用，用量是 30 克，既补气健脾、润燥通便，又不会致泻，是理想的通便药；茯苓健脾渗湿；炙甘草润燥和中，调补脾胃。

除了它们，我的基础方中还有火麻仁、芒硝、瓜蒌宣通肺气，润肠通便；枳实理气宽中，调和气机。诸药合用，共奏补气健脾、润肠通便之功，是治疗中老年功能性便秘的基础处方。

需要提醒大家的是，虽然中医治病的基本思路是辨证施治，但我们除了辨证，还要辨病，辨证与辨病相结合，才是更准确的指导思想。

比如，我认为健脾润肠、祛邪通腑是治疗功能性便秘的基本方法，但功能性便秘又可以分为三种类型：对于便秘结肠无力型，在辨证治疗的基础上加补气理气药，如党参、黄芪、厚朴、莱菔子等，以加强胃肠蠕动，促进排便；对于出口阻塞型便秘，要重用芒硝，并加大黄、白芍、槟榔以软化粪便，缓解直肠和肛肠括约肌痉挛，有利于排便；对于混合性便秘，补气理气、软化粪便、解痉通便药都要选用。

血瘀便秘，试试我的三花茶

便秘往往是由多种原因导致的，它一般要分虚实。实证常见的有气滞、血瘀这两种。在这两种中，常见的就是由血瘀导致的便秘。虚证一般见于老年人，老年人的便秘一般都是由气虚导致的，因为气虚推动无力导致代谢产物排出不畅。下面我要讲的是血瘀型便秘。

首先我们要先来判断自己的便秘是不是属于血瘀型。这里有几种症状和体征，大家可以借鉴一下。血瘀型便秘的症状有便秘，面部发黑、眼眶发黑，舌下静脉曲张，舌面有瘀斑和瘀点，皮肤看上去有鱼鳞状的甲错症状。

上面说的是症状，指的是自己能够感受到的状况，而体征是医生检查中发现的状况。血瘀型便秘的体征就是检查的时候，局部有压痛，严重的还能够摸到肿块，固定不移，以刺痛为主。

以上几个方面就是血瘀型便秘的主要诊断标准，有了诊断标准，接下来就要说一说如何进行改善。其实方法很简单，就是喝水和喝茶。

我们需要主动喝水，以软化粪便，使排便通畅。我每天早晨起床

后第一件事就是喝 400 ~ 500 毫升的温开水，促使粪便顺利通
道排出体外。

另外，我每天白天还会喝 700 毫升左右的三花茶，晚
100 ~ 200 毫升温开水。加在一起，我每天要喝 1400 ~ 150
的水。再加上食物中的水分，我的饮水量是足够的。

这里的三花茶是我自己配制的，材料是玫瑰花 1 克、杭白菊
三七花 3 克、龙井茶 4 克，用开水泡茶，少量多次频服。每次喝
不渴也主动喝两口。

这个三花茶具有清肝降压、活血降脂、疏肝解郁、利尿醒
用，特别适合老年人服用。

其实这款茶除了能够治疗便秘之外，还可以美容。这个美
从何说起呢？美容是因为这里面的玫瑰花能够疏肝解郁，杭白
清热、清肝、明目，三七花能够化瘀不伤正，所以这几味中药
来就可以用来缓解体内有热的症状。这些患者往往会表现出面
斑，或者面部有红血丝。如果有这些症状，就可以试试这道花

最后我还想强调一下，保持肠道的通畅是养生的关键，所
里还是希望大家能够重视便秘这种小问题。便秘不仅仅是老年
重视，年轻人也需要注意。

我一直到现在还坚持在临床工作，每周定期出门诊，工作
难免会感到劳累、头昏脑涨。上了岁数，体力、精力各方面都
前了。我自己也患有高血压，但是很少用药物来控制，这得益
持饮用自己配制的三花茶。三花茶具有很好的保健作用，而且

]。通过调整各种花的用量，还可以起到不同的保健作用：想要
，可以再加 1 克杭白菊；想要降血脂，可以再加 1 克三七花；
肝解郁，可以再加 1 克玫瑰花。不同人群可以自行采取简单加
法来达到养生保健的目的。

肠燥便秘用火麻仁

前面在讲治疗功能性便秘的时候，我们提到了火麻仁这味药物。这里我要单独讲一讲，因为这味药物对于肠燥便秘效果很好，即便是单味使用，也堪当大任。

这个火麻仁也叫麻仁，它味甘性平，入脾经、大肠经，具有益脾补虚、润燥滑肠、通淋活血的功效。主治脚气肿痛、体虚早衰、肠燥便秘、消渴、热淋、风痹、痢疾、月经不调等病证。

现代医学认为，火麻仁含有丰富的脂肪油，而它所含的脂肪油在肠道中遇到碱性的肠液后，会产生脂肪酸，刺激肠壁，使肠道蠕动增强，从而有泻下作用。而其中所含的大麻仁酊剂还可以降血压，抑制血脂上升。

那么这个火麻仁我们应该怎样用呢？如果你属于那种大便干结、面色无华、头晕目眩、心悸气短、健忘、口唇色淡、舌淡苔白、脉细的血虚肠燥型便秘患者，可以在日常饮食中加入一些火麻仁，用药不要太猛，安全有效。

比如，大家可以把火麻仁 20 克、紫苑 10 克，加水研磨取汁后，与粳米 60 克一起煮成粥食用。这个粥有补脾润肠的作用，适用于妇女产后便秘、老年人肠燥便秘等症。

另外，大家还可以单用火麻仁煮粥，取火麻仁 30 克，研磨取汁，与粳米 60 克煮粥后，加葱、胡椒、盐调味食用。这个粥有益脾通淋的作用，适用于血淋、石淋、气淋、膏淋、劳淋这五淋之证，以及小便短少、茎中疼痛等症。

大家还可以自制火麻仁酒。取火麻仁 250 克，研为粗粒，然后用米酒 500 克浸泡服用。

这里我给大家讲的是火麻仁的日常用法，其实中医有很多药方都用到了火麻仁，比如麻子仁丸、麻仁丸、麻仁润肠丸等，很常用。只是这些方剂所用药物较多，而且往往要因人调量，就不给大家介绍了。

大家需要注意的是，火麻仁中的脂肪油含量很高，大约占到总量的 30%，所以如果大量食用火麻仁，可能会导致中毒。一般食用炒火麻仁 60 ~ 120 克，就有可能出现恶心、呕吐、腹泻等症。我们一般用到的量小，是比较安全的。大家一定不要贪多图快，擅自加量。

明目润肠用决明子

前面我们讲了血虚肠燥型的便秘，可以用火麻仁。现在我们看看肠燥兼肝火旺的便秘患者，应该怎样用决明子解决问题。

说起决明子，它最著名的功效不是通便，而是明目。它是我国历史上最早用到的眼科药，《神农本草经》把它列为上品，认为决明子“主青盲，目淫肤赤白膜，眼赤痛、泪出，久服益精光”。唐代医学家甄权说：“每日取一匙掇净，空心吞之，百日后，夜见物光。”

传说古代有一老者常饮决明茶，眼明体健，他吟诗赞曰：“愚翁八十目不瞑，日书蝇头夜点星。并非生得好眼力，只缘常年食决明。”这位老者八十多岁了仍有很好的眼力，正是得益于长期用决明子补益肝肾的结果，这一宝贵经验实在值得老年人养生保健时借鉴。

决明子除了是中医治眼病常用之品，通便的功效也很好。它味甘苦咸，性微寒，入肝经、大肠经，具有清热明目、润肠通便的功能，主治目赤涩痛、畏光多泪、头痛眩晕、目暗不明、大便干燥等症，所以能同时解决肝和肠两方面的问题。

如果你平日里不仅便秘，还有眼睛干涩的症状，就可以备一些决明子。现代医学认为，长期服用决明子，可以抑制血清胆固醇升高和动脉硬化斑块形成。而决明子降胆固醇的功效，是因为它有导泻作用，所以能减少胆固醇的吸收，以及促进胆固醇的排泄，从而降低了血清胆固醇水平。

身材比较肥胖的人以及血脂高、胆固醇高、肝火旺盛的便秘患者，用决明子都很合适。它的用法也很简单，平时代茶饮就可以。

大家可以用决明子 6 克、菊花 3 克，用开水一起冲泡。这个茶具有清肝明目的功效，适用于目赤肿痛、畏光多泪等症，也可以帮我们温和地润肠，治疗便秘。

除了代茶饮，大家还可以自制决明子汤，用到的药材也不算多。大家需要准备决明子（炒黄）9 克、柴胡 9 克、黄连 6 克、淡竹叶 9 克、防风 6 克、升麻 3 克、细辛 1.5 克、菊花 9 克、甘草 3 克。准备好以后，用水煎服就可以。它有清热明目的功效，主治急性结膜炎、目赤肿痛、头痛眩晕、大便秘结等症，效果相当不错。

需要注意的是，如果你有泄泻，或者是低血压，那么最好不要用决明子，因为它能通便、降血压，对这些症状来说是雪上加霜。

润肠增寿喝蜂蜜

说起蜂蜜润燥的效果，几乎是无人不知，无人不晓。便秘的时
吃点香蕉，喝点蜂蜜，是很多人都知道的验方。那么，为什么蜂蜜
够治疗便秘？在众多可以缓解便秘症状的药物和食物中，它为何名
那么大呢？

蜂蜜的营养成分会因为蜂种、蜜源、环境不同而有差异，药效
不一样。不同种类的蜂蜜各有特点，所针对的病证也有所不同。但
的来说，它是性平味甘的，有补中缓急、润燥止咳、滑肠通便、养
除烦、解毒等功效。

值得注意的是，由于蜂蜜入脾经、胃经、肺经、大肠经，所以
治脾胃虚弱、倦怠食少、脘腹作痛、肺虚久咳及肺燥干咳、咽干、
燥便秘等症。大家可以看到，这一种食物，就对五脏六腑的功能都
所调理，所以会这么受欢迎。

现代科学研究表明，蜂蜜中所含的成分非常复杂，使其有了促
机体新陈代谢，增强抗病能力，改善心脑血液循环，增加血红蛋白
量，抑制和杀灭大肠埃希菌、链球菌、痢疾杆菌等病菌，以及缓解

菌、抗肿瘤、滋补强壮与促进组织再生等作用。

因此，蜂蜜特别适合中老年人服用，有助于健康长寿。

曾有科学家调查过养蜂人的健康状况，发现许多养蜂人都能健康长寿。他认为这可能与养蜂人每天食用蜂蜜有关。这不是无稽之谈，蜂蜜集滋补与治病两大功效于一身，说它能帮人增寿，也不是没有可能的。

老年人由于肠胃功能下降，很容易出现便秘，所以我建议老年人可以经常吃一点蜂蜜来进行预防，或者在已经出现便秘的时候，用蜂蜜来缓解症状。除了单纯用蜂蜜泡水喝，我们还可以把它跟其他食材配合，达到不同的养生目的。

夏天的时候，如果你觉得暑热难耐，可以制作一杯蜂蜜鲜藕汁喝。取鲜藕 500 克，洗净切片，压取汁液，按 1 杯鲜汁加 1 汤匙蜂蜜的比例调匀饮用，每天 2 ~ 3 次，有清热生津的作用，适用于热病烦渴、中暑等症。

如果秋冬季节总是咳嗽，可以用蜂蜜丝瓜饮。取鲜丝瓜 500 克，洗净切片，压取汁液，按 1 杯鲜汁加 1 汤匙蜂蜜的比例调匀，每日喝 2 ~ 3 次，能祛风、化痰、通络，适用于咳嗽痰喘、百日咳等症。

针对中老年人常见的肺肾两虚、久咳久喘等症，我们可以食用双仁蜜饯。原材料是甜杏仁 250 克、核桃仁 250 克、蜂蜜 500 克、白糖 100 克。先将甜杏仁、核桃仁分别压碎，将甜杏仁放入锅中，加清水 400 毫升，用大火煮开后转小火熬煎 1 小时。再加核桃仁碎，收汁，将干时加入蜂蜜拌匀，煮沸即可，等凉了以后装瓶冷藏。每日食用 2 次，每次 3 克左右。可以补益肺肾，止咳平喘，还能润肠通便。

以上我简单给大家介绍了一些蜂蜜的用法，其实它还有很多用途，这里我不可能一一列举。我需要提醒大家的是，蜂蜜虽好，但有一些人是不适合服用的，如痰湿内盛、肠滑泄泻、实热痰滞、胸闷者，都不宜食用蜂蜜。

通便防癌吃三薯

我要给大家推荐的通便防癌三薯，分别是白薯、马铃薯、芋薯，都是大家非常熟悉的食物。可能因为价格太便宜也太常见，很多人对这几种薯类不太看得上。事实上，好药不在价格高低，人参能治病，三薯也能。

对于经常出现便秘的人来说，它们是理想食物。因为薯类食物都富含膳食纤维，可促进胃肠蠕动，预防便秘。更重要的是，薯类食物中的膳食纤维都是可溶性的细纤维，能更好地保持水分，从而使肠道更为润滑，有效预防便秘。

研究表明，这三类薯还能够促进肠道内有益菌群，如双歧杆菌、乳酸菌等的增长。有益菌群能调节肠道菌群平衡，从而改善肠道内的新陈代谢状况，避免便秘。

现在我们分别来看这三种薯。首先是白薯，或者说红薯，中医认为它味甘性平，入脾经、肾经，具有健脾养胃、补气生津、宽肠通便的功效，主治脾虚气弱、大便秘结、大便带血、口渴咽干等症。

而现代营养学认为，白薯的纤维素含量较高，这些不能被吸收的纤维素能吸附大量水分，促进肠蠕动，使排泄通畅，既能预防和治疗便秘，又可减少大肠中致癌物质的存在，缩短肠腔内毒物通过的时间，从而起到预防肠癌的作用。肠道垃圾及时排出体外，有益于身体健康，也有助于间接预防其他系统的疾病。

白薯能怎么吃大家应该都知道。我建议大家吃原汁原味的白薯，而不是加工过的，比如炸白薯片等，高脂、高糖的食物对肠道无益。

需要注意的是，有些人白薯吃多了容易腹胀、打嗝、反酸，这是因为白薯所含的淀粉粒较大，而且有一种氧化酶，容易刺激胃液分泌产生二氧化碳。想要消除这些反应，可以把切成块的白薯放在盐水中浸泡10分钟，然后煮熟蒸透。还有就是可以在吃白薯时稍微吃点咸菜，也能减少反酸和腹胀的症状。至于胃酸过多者，就不要多吃白薯了，容易反酸。而且素体脾胃虚寒者，也不能多吃。

接下来是马铃薯，也就是土豆，它可以当主食，也可以当蔬菜。中医认为土豆性平味甘，有健脾和胃、益气调中、缓急止痛、通利大便的功效，主治消化不良、肠胃不和、脘腹胀痛、大便不畅等症。

至于马铃薯该怎么吃，相信大家不需要我教，你们应该都吃过各种用马铃薯制作的菜肴。我在这里想要提醒大家的是，跟红薯一样，吃马铃薯的时候，也不要经过高油、高盐、高脂的加工，否则容易增加肠胃负担。而且，马铃薯如果发芽，或者皮变紫，或整个都已经变黑，就绝对不能吃，否则会中毒。而皮变绿的部分，也要彻底挖去，并且放在冷水中浸泡1小时，让残余的毒素溶解在水中以后才能吃。

最后是芋薯，它也叫芋头，也是一种特别常见的食物。它性平味甘辛，入胃经、肠经，有消瘀散结、补虚调中、益胃宽肠的功效，主治中气不足、虚弱乏力、瘰疬结核、久痢便血、痈毒等症。以芋薯为主药制成的芋薯丸，还可辅助治疗各种癌症。

芋薯的做法我也不必多说，煮粥、煲汤等都可以。只是大家要注意，生芋薯虽然可以入丸、散，但它麻口、刺激咽喉，不能直接吃。而且芋薯吃多了容易滞气困脾，所以每次要少吃点。

走进百姓家庭的海八珍之首——海参

现在生活条件好了，很多山珍海味已经变成了百姓餐桌上的常客。比如海参，以前只有高档宴席中才能吃到，现在很多人在家也会经常做葱烧海参之类的菜来吃。前不久，一位多年不见的朋友来我家做客，送了我几盒海参，交谈中我们就聊起了海参的话题。我这位朋友平时注重养生，对饮食比较讲究，经常给自己和家人做些食疗食补的菜肴。最近他就在研究海参，因为大家都说海参是好东西，但具体怎么个好法却说不清楚。现在市面上海参种类也多，有干的，有鲜的，有真空包装的，究竟哪种好，各有各的说法。他这次来做客，正好想听听我的说法。

我对他说，海参自古与鱼翅、鲍鱼等一起被列为“海八珍”，富含胶原蛋白，而且胆固醇含量极低，确实是好东西。虽然目前海参未被纳入药典，但是它也具备四气五味的特点。现代中医认为，海参色黑、性温，具有补肾益精、滋阴健阳、补血润燥、调经祛劳、养胎利产等阴阳双补功效。一般人群都可以食用海参，尤其阳虚体质的人更适合食用。阳虚的人多会有气短，容易疲倦，手脚和脊背发凉，怕冷的表现。

虽然海参自古以来就是保健佳品，但是并没有外界传的那么神乎其神。有人说吃海参可以抗癌，治疗糖尿病，其实都没有科学根据。海参不能直接治疗糖尿病，只能辅助增强抵抗力，所以不要盲目进补。

现在市场上卖海参的店家很多，一般人还真无法分辨哪种海参更好。要选好海参，首先要看海参的产地。我国的海参产地主要在黄海、渤海海域，也就是辽宁沿海和山东沿海等地，其中北方刺参的营养价值最高。

有的商家说自己家的海参是深海海参，有的说是十年以上的老海参，好像这样的海参营养价值就高，其实这都是误区。海参并不是越黑越好，个头越大越好，生长时间越长越好。生长期四五年的海参就很好了，每 500 克 30 ～ 35 头的最佳。

挑选海参有四种方法：看、摸、闻、尝。看是看颜色，呈自然的灰黄色且色泽饱满的较好；摸是摸手感，刺密且均的，有扎手感的较好；闻是闻味道，有海腥味，无异味的较好；尝是尝味道，有淡淡的腥咸味的较好。在选购海参时，要警惕甜海参。这种海参看起来色黑，卖相好，但都是加了糖的，营养价值不高。

和鲜海参、真空包装海参相比，更应该选择干海参，因为中医入药的海参都是干海参。中医炮制海参的方法是：除去海参内脏，洗净腔内泥沙，放入适当的盐水中烧煮约 1 小时，捞起放冷，经曝晒或烘焙至八九成干时，再入蓬叶液中略煮，至颜色转黑时，取出晒干。

那么，干海参怎么泡发呢？我有一个比较简单的方法：先冷水泡 24 小时，然后加热，煮 1 小时，再用冷水泡 24 小时。这样干海参就泡得差不多了，可以用于做菜或煲汤。

海参不宜单独食用，可以搭配一些食物，一方面营养互补，另一方面可以调和海参的性味。如果是有便秘的人，可以做一道海参扒白菜，补肝肾，益气血。海参不必天天吃，每月食用三四次，每次一头足矣。

海参虽好，不过如果是阴虚有热、上火、脾胃虚弱、有慢性腹泻的人，不建议进食。掌握好选择、食用海参的方法，才能吃对、吃好海参，让海参发挥应有的保健功效。

改善肠道，用好第七营养素

以前我们总说保持人的机体健康需要碳水化合物、油脂、蛋白质、维生素、水和无机盐这六大营养素。后来发现我们还需要第七种营养素，那就是膳食纤维。

膳食纤维是食物在人体肠道内不被消化的植物性物质，这类物质主要包括粗纤维、半粗纤维和木质素等。

由于膳食纤维不能被人体消化吸收和利用，不供给热量，也不构造身体组织，所以过去人们认为它是废物，多年来一直不被营养学家所重视，有人称之为“被遗忘的营养素”。

但从20世纪70年代以来，随着研究的深入，人们越来越认识到膳食纤维对维持人体健康有着不可忽视的作用。现代医学证明，膳食纤维是可溶于水的，而它不容易消化的“缺点”，也会给人类带来健康长寿的福音。膳食纤维帮助人们带走了体内大量的有害物质，可以使人体从多方面受益。它在保障人类健康、延长生命方面有着重要作用。

首先它是能很好地防治便秘。一方面，膳食纤维体积大，进食后刺激胃肠道，使消化液分泌增多、胃肠道蠕动增强，减少食物在肠道停留时间；另一方面，膳食纤维在大肠内经细菌发酵，直接吸收纤维中的水分，使大便变软，产生通便作用，可防止便秘。

而它的这一特点，也就使得它有了防治痔疮以及预防结肠癌、直肠癌的功效。痔疮的发生是因为大便秘结，从而使得血液被阻滞与淤积。由于膳食纤维的通便作用，可降低肛门周围的压力，使血流通畅，从而起到防治痔疮的作用。

至于结肠癌和直肠癌，其发病原因可能是饮食长期以高动物蛋白为主，再加上摄入纤维不足。而纤维素能吸附大量水分，增加粪便量，促进肠蠕动，加快粪便的排泄，使致癌物质与肠壁接触时间大大缩短，对肠道的不良刺激减少，从而就可以预防肠癌。

此外，膳食纤维还有利于减肥，防治心血管病，降低血脂，预防冠心病，防治糖尿病，改善口腔及牙齿功能，预防女性乳腺癌，有助于肠内大肠埃希菌合成多种维生素等。

总而言之，膳食纤维的作用可以归纳为促进肠蠕动，调节肠道菌群，发酵产生短链脂肪酸。从中医角度来看，它的这些功效能帮助肠道通畅，在防病治病方面自然有卓越表现。

正常的情况下，人们每天只要适量吃些蔬菜瓜果和粗粮，就可以满足身体对纤维素的需求。大家也要注意，膳食纤维的摄入量不能太多，因为过多可能引起肠胀气、大便次数过多等不良反应，也会影响机体对钙、镁、铁、锌等的吸收和利用。所以，摄取膳食纤维还是要适可而止。

黄色食物入脾胃，山药玉米糊可常喝

中医认为食用黄色的食物对脾胃有补益作用，为什么呢？中医典籍《黄帝内经》中说：“中央生湿，湿生土，土生甘，甘生脾，脾生肉，肉生肺。其在天为湿，在地为土，在体为肉，在脏为脾……在色为黄……”很显然，黄色与土、脾、甘、口、湿，属于同性相吸、同气相求的关系。

日常饮食中涉及的黄色食物种类很多，比如黄色的粮食，有小米、玉米、黄豆等；黄色的蔬菜，有南瓜、胡萝卜、地瓜、土豆等；还有黄色的水果，如香蕉、杧果、木瓜等。在这些黄色的食物中，玉米属于粗粮，与精细加工的精米、白面相比，含有丰富的膳食纤维，是很多人喜欢的粮食。

玉米又称“番麦”“戎菽”，原产于中美洲，16 世纪才传入我国。现在玉米已经遍布全球，稳居世界三大粮食作物之一，是公认的黄金食物。中医认为玉米味甘性平，归脾、胃经，善于调中开胃、淡渗利水。现代研究显示，玉米有降压、降脂、降糖的作用，而且利尿、通便，对预防高血压、糖尿病、心脑血管病及癌症都有着积极作用。在玉米的原产地，当地的印第安人世代以玉米为主食，所以几乎没有高血压、动脉硬化病例。

中医中有一门用食物治疗疾病、养生保健的学问，被称为食疗。其中常用的食疗补法有四种：平补法、清补法、温补法、峻补法。我给大家简单介绍一下：

1. 平补法：用性质平和的食物进补，比如多数的粮食、水果、蔬菜，部分禽、蛋、肉、乳类。还有一种平补法是用既补气又补阴，或既补阳又补阴的食物，比如山药、蜂蜜等，既补脾、肺之气，又补脾、肺之阴；还有枸杞子，既补肾阴，又补肾阳。平补的食物适用于普通人保健。

2. 清补法：常用的食物以水果、蔬菜居多，包括萝卜、冬瓜、西瓜、苹果、梨等。

3. 温补法：用温热性质的食物进补，适合普通人冬季进补，也适用于阳虚或气阳亏损，如肢冷、畏寒、乏力、疲倦、小便清长而频或水肿等症者。常用的温补食物有核桃仁、大枣、龙眼肉、猪肝、鳝鱼、海虾等。

4. 峻补法：用补益作用强的食物进补，常用的食物有羊肉、狗肉、鹿肉、鹿胎、鹿尾、鹿肾、甲鱼、熊掌、鳟鱼、黄花鱼等。峻补应该注意体质、季节、病情等条件，不能盲目。

玉米属于食补四法之中的平补类食物，无论是健康人，还是体寒、体热的人，无论是阴虚还是阳虚体质的人，都可食用。有些人吃完玉米后会出现恶心、呕吐的症状，这是因为脾胃运化功能较差。这样的人应该避免吃糯玉米，因为黏腻的食物不易消化，会增加肠胃的负担。

脾胃功能比较弱的人也不是不能吃玉米，可以换个方法吃玉米，比如煮成山药玉米糊。

山药玉米糊的做法很简单，大家都可以试试。选两根新鲜的玉米，把玉米粒剥下来，然后用食物料理机打碎。山药去皮，切成小段，也用食物料理机打碎。锅内加 500 毫升清水，烧沸后将打好的玉米糊和山药糊倒入锅内，中火煮沸后转文火煮至黏稠就可以了。玉米通便，山药助消化，对肠胃不好的人很有益。

运动和饮水，肠道健康离不了

大家要想保证肠道的健康，只要在日常生活中养成好习惯，纠正坏习惯就可以了。好习惯包括保证运动与饮水量，坏习惯包括不良的饮食习惯和排便习惯。

我们先来说好习惯的第一个方面——运动。运动不仅能增强胃肠蠕动功能，促使肠内容物下移，而且可以促进肠道的血液供应，有利于排便。大家不妨在饭后稍稍走动，平时注意体育锻炼。至于运动量、运动次数，可以根据自身体力决定。打太极拳、散步、做操等都不错。

可能有人说工作太忙没有时间运动，其实只要你有运动的意识，处处都可以锻炼身体。例如，工作的地方楼层较低的，不要搭电梯，好好利用上下楼的机会，踮起脚尖走路，这个动作可锻炼足肌及腹肌。再比如，工作中站立或坐久了，可以起来伸懒腰，做半蹲运动。微微打开两脚站直，屈膝 90° ，反复多次，可锻炼足肌及腹肌。工作告一段落时，可以坐着做伸展运动。首先背靠椅背，双手举高，然后上身后仰，脚尖顶住桌底，这可以锻炼腹肌。平时乘车上班，可以提前两站或一站下车，走路过去。

这些做法都可以锻炼身体，促进肠蠕动，有利于排便。大家只要持之以恒，就能在不知不觉中受益。

接下来我们说喝水。水是软化排泄物并促使它通过结肠所必需的东西。为了肠道健康，大家每天喝水要达到 1200 ~ 1500 毫升。

建议大家可以像我一样，在清晨空腹饮用 500 毫升温开水，以使结肠充盈，有利于粪便排出。有糖尿病的便秘患者可在清晨喝 500 毫升温的淡盐水。有严重便秘而服药不方便的人，可用元明粉 100 克加入 500 克蜂蜜中拌匀，每日清晨 10 ~ 30 毫升蜂蜜用温水冲服，可防治便秘。

养成好习惯以后，我们还要纠正坏习惯。

首先是不良的饮食习惯，包括饮食不规律、挑食等。我们要尽量做到吃饭定时、定量，各种营养素均衡，少吃辛辣油腻之品，忌烟少酒。

而不良的排便习惯是忍憋大便。大家要坚持每天定时去厕所排便，哪怕没有大便排出，也要如厕 10 分钟左右训练排便，建立排便反射，时间长了，就可以形成定时排便的习惯。平日里一旦有便意，要及时如厕排便，千万不要克制和忍憋。另外，上厕所时不要看书、看报、玩手机，要集中注意力，这才是对肠道健康负责任的做法。

第六章 疏肝理气心情好

很多中年女性对『肝郁』这个词应该不会太陌生。经常生闷气，一生气容易胸腹胀痛，精神也不是很饱满，脸上长了不少黄褐斑的女性，十有八九都有肝气郁结的现象。这是因为肝的疏泄功能出现异常，导致气机郁滞，于是在身心各方面都表现出一些不良反应。出现这些症状的时候，大家就要注意疏肝理气了。

疏肝理气喝疏肝茶

经常有患者问我，咱们中医讲五脏六腑，那平时保健的时候到底哪个最重要呢？当然是最容易出问题的脏腑要着重保养。

虽然我们都知道五脏六腑有其不同的生理功能，缺一不可，但一般来说，最容易出问题的脏腑还真的有，这个脏腑被有的医家戏称为“五脏之贼”。这个“贼”不是偷盗的意思，而是欺侮、搞事情的意思。

五脏六腑有其各自不同的特点，有的喜静，有的爱动。其中就有这么一脏，易动难静，喜欢争强好胜，容易侵犯其他脏器的“地盘”，使其他脏器的功能受到影响，从而形成病证。这个“贼”其实就是我们的肝。

相信大家生活中都有这样的经历，生气、大怒或者抑郁之后食欲不好，甚至出现胃痛、胃脘部胀满不适等，这是由过盛的肝气侵犯脾胃导致的。

《黄帝内经》中讲到“肝者，将军之官，谋虑出焉”，将肝脏形容成带兵打仗的将军，直率、勇猛、刚毅、强势，因此肝除了自身容易出问题，还容易导致其他脏器出问题。

而最容易导致肝出问题的因素就是情绪不畅。大怒、抑郁、紧张等过激情绪，很容易导致吞酸、恶心、胃脘胀痛、腹痛腹泻、尿频等症状。

既然肝出问题往往是由情绪不畅导致的，那么这里我就给大家推荐一道能疏肝理气的茶，名叫舒心茶。主要成分是白梅花3克、玫瑰花3克、厚朴花3克、白芍6克、炙甘草3克。

大家可以先将这几味药备好，然后投入杯中，加入开水闷泡10分钟后即可饮用，这是每人每天的量。

大家可能注意到了，这个舒心茶以花类药物为主，花类药物以气味芳香、质地轻灵为主要特点，都有一定的疏肝、醒脾作用。现代药理研究证实，花类药物含有挥发油成分，往往是小分子物质，服用后吸收迅速，能够镇静止痛，促进胃肠道蠕动。

舒心茶中，白梅花味微涩、性平，入肝、肺经，能疏肝、和胃、醒脾、化痰；玫瑰花性微温，味甘、微苦，入肝、脾经，能理气活血、行气解郁；厚朴花味苦，性微温，气味芳香，归脾、胃经，能降气化湿；白芍味苦、酸，性微寒，归肝、脾经，具有养血敛阴、柔肝止痛、平抑肝阳的作用；炙甘草性平，味甘，归心、肺、胃、脾经，具有和中缓急、润肺、解毒的功效。

全方共用，能起到疏肝解郁、理气止痛的作用。因为它能舒缓情绪，所以叫舒心茶。容易心情不好的人可以经常饮用，但是有五心烦热、盗汗等阴虚症状的患者忌服，以免加重阴虚症状。

疏肝健脾找佛手

中医常常把肝和脾放在一起说，因为中医讲究五行的相生相克。肝在五行中属木，脾在五行中属土，木是克土的，所以就常常会出现肝强脾弱的情况。

针对这种情况，我们对应的治疗原则就是疏肝、健脾。疏肝的意思就是说，针对过强的肝气进行梳理，只有木不那么旺的时候，对土的克制作用才会减轻；另一个治疗原则就是健脾，当脾土强大的时候，过强的肝木才不至于对其过于克制。

针对上述两种治疗原则，我们选用了一味中药，那就是佛手。佛手的功效主要集中在两个方面，一个是疏肝理气，一个是健脾。我们先从疏肝理气这个功效说起。

佛手的味道芳香。中医认为芳香的东西走窜的力量很强，所以能够将气滞化开。肝郁气滞者常见的症状就是胁痛、胃痛。因为不通，所以会痛。对于这种气滞的情况，用佛手就比较适合了。

至于健脾的功效，其实是佛手疏肝之后的结果。佛手将肝气疏解开来，因为木没有那么盛，所以也不会太过克土，因此就可以起到健脾的作用。

佛手是一味很常用的中药，我们也可以自己买来在家使用。这里给大家推荐两种佛手的使用方法：佛手茶和佛手香囊。

佛手茶的具体做法就是用佛手 5 克，加入开水沏一下，代茶饮就可以了，适合肝郁气滞的人群。

佛手香囊就是用佛手 10 克、合欢花 10 克、菖蒲 10 克，放在香包里面缝好，做成香囊，佩戴在身上，或者是放在枕头边。佛手香囊的走窜力量比较强，所以疏解气滞的效果很好。

举个例子来说，我有位患者就长期被失眠困扰，我帮她看了一下，她失眠的原因主要是肝郁气滞，于是我让她做了这个香囊，放在枕头边上试一试。一周之后她告诉我，失眠的情况有了明显的改善。

但是大家有一点需要注意，由于这个香囊走窜力量较强，所以是不适合孕妇使用的。

肝郁克脾，送你一颗逍遥丸

中医讲究“见肝知病，知肝传脾”，这一句话，就能够概括出来肝与脾的关系。通俗地讲，就是肝脏的疾病能够影响到脾脏。

那么肝脏对脾脏的影响有哪些呢？在中医里面，最常见的就是肝郁克脾。所谓肝郁克脾，指的就是肝脏的功能太过强盛，影响到了脾脏，克制了脾脏，从而影响了脾的运化。这个“克”的意思，是制约、克制。

这个问题产生的原因，与肝脏和脾脏的五行相关。肝脏在五行当中属于木，脾脏在五行当中属于土。大家知道，木克土，也就是说肝克脾。当肝木太过强盛的时候，就会克制脾土。

那么肝克脾的主要临床表现有哪些呢？第一个表现就是想吃饭吃不下。这是什么样的一种感受呢？我们常常听到别人说：我被气得吃不下饭，说的就是这回事。想吃说明脾胃的功能还可以，但是吃不下就说明脾胃暂时被阻碍了，这个阻碍脾胃的就是肝。

肝郁克脾的另一个主要表现是大便溏结不调，常常是时干时稀，或者大便开始的时候成形，之后便不成形。

还有其他一些症状，比如两胁胀痛、善太息、恶心呕吐等，都是肝郁克脾的主要表现。

那么肝郁克脾一般什么时候会明显一些呢？就是生气的时候。生气的时候，人的肝木是十分旺盛的，肝木会克制脾土。所以人生气的时候常常说自己吃不下饭，或者被气得恶心想吐，被气得两胁胀痛等，这些都是肝郁克脾的症状。

肝郁克脾的主要治疗思路是什么呢？就是疏肝健脾。

这里我给大家推荐一种治疗肝郁克脾效果特别好的药物——逍遥丸。看名字就知道，它能调节情志。这种药物治疗肝郁克脾的效果很好，因为它是中成药，在药店很容易买到，所以这里我就不列出方子组成了，大家直接到药店买就行。

逍遥丸能够疏肝，同时还能够健脾，对于脾胃虚弱的人来说很合适。对于肝郁特别严重，最后出现化火的人，可以选择加味逍遥丸。加味逍遥丸里面加入了丹皮和栀子，这两味中药清热效果很好。

这里我要提醒大家注意，对于脾胃功能不是很好的人来说，不要长时间吃加味逍遥丸，因为其太过寒凉，可能会伤到脾阳。另外，大家一定要辨证服用，这是关键。

肝郁乘脾，一道药膳调气机

刚才我们讲过了，当肝木克脾土时，就会伤及脾的功能。如果这种情况不能及时得到改善，肝对脾克伐太过，过度制约了脾的功能，就容易导致脾病。我们把这种过度相克，称为“相乘”。也就是说肝克脾如果继续发展下去，就会转变为肝乘脾。这是一种更严重的情况，会带来更严重的病证。

中医讲究百病由气生，气机不畅是很多疾病的基本病因。我们在临床观察中也发现，容易气机郁滞的人，很容易出现结节或者肿瘤之类的疾病，这用中医的理论也是能够解释清楚的。中医认为气机不通畅，会导致很多病理产物的聚积，也会导致气血的聚积，长时间聚积就会出现结节或者肿瘤等疾病。

中医理论认为，气机是由肝脏调节的。肝脏主疏泄，疏泄就是指肝脏能够调节气机的运行。肝脏功能正常时，气机就舒展；肝脏功能不足或者是太过的时候，气机就郁滞，所以肝脏功能是调理身体气机的关键。

然而肝脏出问题了还有一个特点，就是连带着脾脏也会一起出问题，轻则克脾，重则乘脾。

针对上述这种由于肝脏气机郁滞导致脾脏功能也失调的情况，中医有一种食疗方案，叫作香附茯苓鸡。

方中有三味中药，分别是香附、茯苓、陈皮。其中，香附是理气活血的，适用于肝气郁滞的患者，尤其是女性月经受到气机郁滞影响，调节效果是非常好的；茯苓的作用是健脾，同时还有安神的功效；陈皮能够祛湿健脾。

这三味药合用，疏肝的同时还能理脾，再加上鸡肉性温味甘，能够温补，所以整个方子适用于因为肝郁脾虚而出现气滞、痞满、消化不良等症状的患者。

具体做法是准备香附 15 克，茯苓 30 克，陈皮 15 克，外加鸡 1 只。方法和平时炖鸡一样，只不过要加入这些药材一起炖成鸡汤。

由于肝郁和脾虚一般会同时出现，所以我们不管是治肝病还是治脾病，都需要同时兼顾二者。如果肝脏和脾脏都能调理得当，也能起到延年益寿的效果。这也就是为什么很多时候中医给大家调理身体，会出现“头痛医脚”的情况。

肝郁化火用郁金

肝郁化火是肝郁气滞的下一个阶段，当长时间的肝郁气滞不能得到缓解时，就会出现郁热。郁热指的就是不通产生的热，这种热就不是寒凉的中药所能解的，需要的是清热并且解郁。在这里我们介绍的中药就是既能清热又能解郁的郁金。

郁金的功效是清热解郁、凉血活血、止痛。首先说说它的清热解郁作用。郁金药性寒凉，能够开郁，常用于肝气郁结化火之后，善于清除肝气郁结之郁热。

同时郁金还能凉血活血，适用于血热疾病。热会伤津液，津液伤之后就会出现血流减慢的情况。郁金不仅能凉血，还能活血，加速血液运行，使得血液运行恢复正常。

止痛的功效适用于由血瘀导致的疼痛。中医讲究不通则痛，如果有瘀滞堵在身体的某一个部位，这个部位就会因为不通而产生疼痛，这时就适合用郁金。郁金擅长治疗由瘀血阻滞导致的疼痛，尤其是血瘀发热的情况。

接下来我给大家介绍一下郁金的常用药方。第一个是用郁金泡酒，用 10 ~ 20 克的郁金，配上大约 500 毫升的酒，放置 20 天左右，就可以饮用了。喝的时候，每次量不要太多，一天喝一两盅即可。

再介绍一种用郁金做的粥，叫作泻肝粥，适合肝郁化火的人。泻肝粥用料有荷叶 20 克、郁金 15 克、粳米 100 克、冰糖 5 克，具体的做法是先将荷叶和粳米用水洗干净，再将荷叶撕成小块，放在水中煎煮，然后加入郁金搅拌，使得这些药物彻底浸没在水中，用大火煮 10 分钟左右。然后将荷叶和郁金捞出来，再放入粳米，再用大火煮 20 分钟左右，直到粳米煮熟为止。这个时候可以换小火，煮大约 10 分钟即可。

以上我给大家简述了郁金的功效，也推荐了两种小方子，大家可以根据自己的情况选用。使用郁金的时候一定要注意，体内有寒的人是不适合的，比如寒痹患者。寒痹因为其本身就是受寒导致的疾病，不适合用药性寒凉的药物治疗，这一点需要谨记。所以，大家用郁金的时候，也要辨证论治，最好先去找医生辨好体质之后再服药。

清肝明目祛内热，喝这款茶

当肝郁化火导致体内肝火较旺时，除了可以用前面我们讲的郁金，还可以考虑饮用养生茶。养生茶，顾名思义就是有保健作用的、可以长时间喝的茶。它的好处是方便，利于大家长期坚持。

不同的养生茶有不同的功效，今天我给大家讲的养生茶的主要功效是润喉清肺、清肝明目，同时还能祛斑化瘀、美容养颜，比较适合女性长期饮用。

这款茶的主要材料只有三味，分别是青果、桑叶和蚕茧，比较适合体内有热的人饮用，主要针对口苦咽干、尿黄便干、皮肤干燥、皮肤有瘀斑瘀点、眼干眼痒等内火症状。

这个方中不同的中药有不同的作用，青果能够清热利咽、生津解毒，单方也是可以作茶的，比较适合治疗咽喉肿痛。如果有慢性咽炎或者扁桃体炎，就可以用青果泡水。每次用两个青果，泡水或者煮水都是可以的。

方中第二味中药是桑叶，泡茶的话用桑芽比较好，大的桑叶片比较适合做中药使用。桑叶的作用比较多，主要集中在三点：第一点是疏风，第二点是润肺，第三点是平肝，其他的作用都是在这三个作用的基础上衍生出来的。

用桑叶来制茶比较适合的方法是泡茶，不要煮，因为桑叶清轻，不耐久煮，还是冲泡为宜，能够起到降血压、降血脂、降血糖的效果，还能预防心肌梗死。

方中的第三味中药是蚕茧。蚕茧的药用价值非常高，其中主要起作用的是蚕茧中的蛋白质、氨基酸以及其他营养成分，其中丝胶原蛋白是水溶性的，保湿效果很好，多用于女性养生美容。

以上三味中药就是这款养生茶的主要组成。我们在泡茶的时候，可以先将桑叶放在蚕茧中，再去冲泡。

这款茶我在前面说了，比较适合体内有热的患者，所以平素偏阳质体质的人可以每天服用；而如果平素体质是偏阴的，或者是体内有寒邪的患者，是不适宜饮用的。

女子养颜先养肝

现在很多女性都非常注重美容养颜，希望自己有一张美丽的脸庞，所以在化妆品上花血本，下功夫，耗费了大量的金钱和精力。

但是大家应该知道，真正的好气色是自内而外的，也就是说有了好的身体，才会有好的气色。调养好身体才是有好气色的关键。

中医讲究女子以肝为先天，说的就是女子是“以肝为用”的。中医理论认为肝脏藏血，也主疏泄，肝脏藏血充足，气色就会看起来很好，“面如桃花”正是含血丰富的表现。同时，肝脏藏血丰富的话，女性的月经量也是充足的，不会出现月经量少或者月经延迟的情况。

接下来我再来说说肝脏的疏泄情况。肝脏疏泄好，气机就不会郁滞，对于女性来说这一点非常重要。一般情况下，气机郁滞就会出现面部色斑，所以要是一个人气机调达，面部就不会出现色斑，整个人看起来面色就会非常好，不会有肤色暗沉、不均的情况。

那么接下来就该讲一下怎样进行肝脏的调理。

调理肝脏的第一点是控制好自己的脾气，因为肝脏是主疏泄的，生气一次，气机就会逆乱一次，每一次暴怒都会伤肝。同时，坏的脾气和肝脏的损害是密切相关的，生气能够导致肝脏损害，同时肝脏损害之后，也会导致疏泄功能的下降，从而出现脾气暴躁，所以控制自己的脾气是养肝的第一步。

控制脾气之后，第二步我们就可以进行药物调理了。我给大家推荐的是两种花，分别是玫瑰花和玫瑰茄花。这两种花都能够疏肝理气，女性朋友可以用来日常调理，也就是代茶饮，每次 3 ~ 5 朵就可以，坚持饮用。

食疗养肝选乌梅

在临床上，我遇到很多患者都有肝脏疾病，例如脂肪肝、肝炎等。这些患者朋友都希望学一学如何通过食疗来养肝，一些爱好养生的朋友也有同样的需求。那么，我就给大家介绍一种养肝的食材——乌梅。

乌梅酸酸甜甜，是很多人喜欢吃的一种食物。它的作用也很大，它之所以能养肝，是因为中医讲“酸味能入肝”，所以在临床上治疗与肝脏相关的疾病时，我们在药物性味的选择上，通常会选择味酸的。

酸还能够敛肝阴，能够保证肝脏的柔润。同时，酸味还具备收涩的作用，在古代会用乌梅来治疗泄泻，正是用到了乌梅的收涩作用。

乌梅的吃法多种多样，最简单的一种就是泡水喝。一次放 10 克左右的乌梅，长期泡水喝可以保肝。另外，还可以做成酸梅汤，夏天既解暑又生津。

除了泡水喝，我再给大家推荐一种乌梅的新吃法——乌梅小排，就是乌梅炖排骨。乌梅和肉类搭配，很多人都没有试过，那么这个搭配有什么作用呢？

它一共有三个作用：第一个是可以保肝养肝，这是取乌梅的药用作用；第二个是乌梅可以把肉类的腥味去掉，所以在乌梅和肉搭配的时候，可以免去焯水这个环节；第三个是乌梅能使排骨快速炖熟，增色增香，而且不腻。

那应该怎么做这个乌梅小排呢?

首先把排骨放在锅里面爆炒，炒到两面金黄的时候，加入葱、姜和黄酒，同时加入时令口蘑。这个时候可以加入 5 ~ 7 个乌梅，起到去腥增香的作用。我们前面说过，加入乌梅的排骨，就可以免去焯水的环节了，这样还能保证排骨中的营养不会因为焯水而流失，再加入生抽、老抽和糖，就不要再放盐了，最后倒入水作为汤汁，等待炖熟即可。

这样做出来的排骨，不腻又很清香，同时还有养生保健的作用。对于喜欢吃肉的朋友，乌梅小排不仅能够满足你吃肉的欲望，还能够保护你的肝脏，不失为食疗佳品。

需要提醒大家的是，我们这里讲的乌梅是一味中药，不是大家在超市里买到的那种蜜饯。那种蜜饯乌梅虽然好吃，但含糖量很高，药效也大打折扣，我们还是要去药店选购中药乌梅。

脚上有个疏肝消气穴——太冲穴

不知道大家有没有注意到，在我们的身边有一些人的脾气非常火暴，像炮仗一样一点就着，遇到芝麻大点的事情也会生气发火。其实，这就是中医说的肝火旺盛的表现。《黄帝内经》中说："肝者，将军之官，谋虑出焉。"肝主疏泄，主升，主动，喜条达而恶抑郁。如果肝气郁结，郁而化火则口苦，情志抑郁或易怒。

中医认为肝在情志方面主怒，人发怒时，往往走的就是足厥阴肝经。肝经上有一个重要的穴位——太冲穴。太冲穴是足厥阴肝经上的原穴，是肝经气血发源之地，肝脏所表现的个性和功能都可以从太冲穴找到形质。"太"是大的意思。"冲"是形容冲射的状态，肝经的水湿风气在此穴处向上冲行，所以按摩此穴有清泻肝火、疏解心胸的功效，对改善急躁易怒、闷闷不乐等情绪有很好的作用。

太冲穴是肝经的第一要穴，这个穴位在《黄帝内经》中有记载："阴中之少阳，肝也，其原出于太冲，太冲二。"他还是足厥阴肝经的腧穴、原穴。太冲穴主治前阴、少腹、胸胁及咽部等足厥阴经脉所过之所的病证，应用非常广泛。曾有学者做过统计，太冲穴可以治疗40多种疾病，尤其在治疗肝胆系统疾病时会起到重要的作用。

这个穴位怎么找呢？太冲穴位于脚背侧，第一、二跖骨结合部前方约2寸的凹陷处，拇长伸肌腱外缘。有一个简便的取穴方法：采取正坐或仰卧的姿势，以手指沿第一个和第二个脚趾之间的夹缝向上移压，压至能感觉到动脉搏动处，就是太冲穴。

按摩太冲穴是最简单的降肝火的方法。在按摩之前，最好做一些准备工作，之后再按摩太冲穴就会有事半功倍的效果。准备工作分三步：第一步是用温水泡脚15分钟，使脚部肌肤腠理舒展开来；第二步是在手上涂抹一点润肤露或者按摩油，起到润滑的作用；第三步是用双手握住脚部捏按，可以稍微用力，从脚尖逐渐捏按至脚踝，可以看见脚部红润的颜色逐渐退到脚踝处，然后突然松手，脚部一下又恢复红润的肤色，这时会有一股热流通向脚心，非常舒服。

准备工作做好之后，就可以按摩太冲穴了。双手握住脚部，然后拇指对着太冲穴，做向内的按压，以稍微有些疼痛为度，按摩的频率以每分钟60次左右为宜，连续按压300次。再从准备工作的第三步开始循环操作。每天可以在睡前进行20 ~ 30分钟。

太冲穴是肝经的原穴，原穴是脏腑的原气经过和留止的部位，临床上可以根据原穴的反应推测脏腑功能的盛衰。如果按压太冲穴时发现有压痛感，或者此处皮肤的温度、色泽发生变化，就说明肝有问题了，比如生气、发怒的人往往在太冲穴就可以发现异常。通过按摩太冲穴，可以疏肝理气，而且太冲穴是脚上胸部反射区的所在，按压还可疏解心胸的不适感。

第七章 化瘀通络保健康

随着养生保健意识的增强，很多中老年人对经络都比较熟悉，他们也知道调理身体可以从经络穴位入手。确实，经络是非常重要的，《黄帝内经》说『夫十二经脉者，人之所以生，病之所以成，人之所以治，病之所以起。』经络是一把双刃剑，影响着人体气血的运行和各个脏腑的正常运作。经络如果足够通畅，可以让人很健康；它如果出问题，就会让人生病。

刷刷肝胆经，全身都畅通

很多人不知道人体有十二经脉、十五络脉，也不知道这些经络都在哪里，但我相信大家至少都听说过“经络”或者“经脉”。这两个词语代表中医学的重要组成部分。经脉和络脉在治病养生方面发挥着独特功效，对身体健康也有直接影响。

当我们年轻的时候，身体的各个经络都是比较通畅的，所以身体状况也是比较好的，但是随着年龄增加，由于体内气血的失调、痰饮、瘀血的生成等，致使经络不通畅，很多疾病便由此形成。

那么，年纪大的人怎样对自己的经络进行调理呢？其实很简单，经络的通畅可以通过按摩来调理，大家在家就可以给自己按摩。由于有些经络自己不太方便操作，我们可以借用工具，比如市面上有多种类型的经络刷，我们可以买来在家自行按摩。

在用经络刷的时候，需要根据经络的走向进行调理。经络在四肢的分布部位是这样的：外侧是三阳经，内侧是三阴经，腹部是阴经，背部是阳经。基本上经络走向都是纵向的，所以对于四肢的按摩，外侧可以从下向上刷，内侧可以从上往下刷；对于腹部的经络，可以从下往上刷，后背可以从上往下刷，这些都是顺着经络走向进行的。

在刷经络的时候，你可能发现有的经络刷用起来会非常疼，这种情况一般是因为这条经络不通，所以可以对这条经络加大一下力度，或者延长刷这条经络的时间。等到经络通畅的时候，就不会这样疼了。

中老年人在刷经络的时候，可以重点刷刷肝经。因为当身体的气机长时间不畅的时候，肝胆经都会出现瘀堵，很多老年朋友的肝胆经往往是不通畅的。

那么，肝胆经在什么位置呢?

肝经的循经路线是从大脚趾背上的毫毛部开始，向上沿着脚背的内侧，上行到小腿内侧，然后沿着大腿内侧往上走，到了小腹以后往上走，一直沿着气管向上进入喉头部位，再往上行直到跟督脉在头顶交汇。

胆经的循经路线则从外眼角开始，向上到达额角以后往下走，经过耳后、颈侧，经肩进入锁骨上窝，再往下穿过胸腹，然后沿下肢外侧中线下行，直至脚部第四趾外侧端。

但是大家要注意，我们在家自己刷肝胆经的时候，只刷腿部的即可。

相对于药物养生，经络按摩应该说是更安全的，但它也不是随便用的。所以老人在刷肝经胆经之前，不妨也去咨询一下医生，看看自己是否有不适宜按摩的疾病，以及该如何控制力度和频次。

推背捏脊通经络，长寿更容易

大家想用推拿按摩调理身体时，不能直接动手，先要掌握一些常识，比如按哪里，怎么按。目前我们公认的人体重要的几处养生保健特区是：背部、脊、腋下、腹部，其中背部更为重要。

因为我们的周身分布着复杂交错的十二正经，体表分布着 300 多个经穴，而背部的经穴占了很大一部分。可以毫不夸张地说，我们的背部几乎布满穴位，这些穴位与我们的五脏六腑、气血阴阳关系密不可分。

而且，中医认为“背属阳，腹属阴”，督脉贯穿背脊，并且两侧各有两条膀胱经。“督脉乃阳脉之海，统一身之阳脉”，能够总督一身的阳气，具有蓄积气血的作用。而“膀胱经为人之藩篱，守卫抵抗外邪”“膀胱经是十二经脉之海，脏腑精气之所注”，这两条经脉都非常重要。

另外，现代医学也发现，我们的后背脊柱两旁分布了许多能够调节内脏的自主神经，按一定方法刺激这些自主神经，能够很好地调节内脏功能。所以，刺激背部的经络和腧穴可以促进周身气血的流畅，调节气息，达到阴平阳秘的效果，有强健体魄、祛病延年的功效。下面我就给大家介绍几种背部护养方法：

1. 推背。现代医学已经发现人的背部皮下蕴藏着“战斗力很强的免疫细胞”，我们可以通过推背激活这些免疫细胞，达到疏通经络、调畅气血、调和脏腑、温阳祛寒以及止痛的目的。

不过这个方法需要有人协助。首先你需要俯卧于床上，不要枕头，将头偏向一侧，同时上肢放松。让按摩者站在床边，面向你的头部，双腿打开略微屈曲双膝，将双手五指紧贴你的背部伸展，并列平放在背上部。然后将力量集中于前臂和手掌上，以适中的力度向前推出，背部皮肤肌肉会随手掌迅速推移。自上而下，推至腰部。推 10 次左右后，将头倒向另一侧，再按上述方法推 10 次。推完之后再手握空拳，以腕力自上而下捶打后背数遍即可。

2. 捏脊。捏脊可以健脾养胃，长期坚持能令胃口变好，面色红润，防止营养不良症的发生。而且这个方法很安全，对正在生长发育中的少年儿童也非常适用。

这个方法也需要有人协助。首先你要趴在床上，暴露出整个背部。然后让按摩者用双手食指和拇指提捏脊椎两旁二指处，从尾骶骨，就是我们老百姓常说的“屁股根”开始，先将皮肤轻轻捏起，然后再将皮肤慢慢地向前捏拿，一直捏拿到颈下最高的脊椎部位，即大椎。由下而上连续捏拿 4 ～ 6 遍即可。捏脊操作结束之后，用双手拇指在腰部两侧大约距离正中央 4.5 厘米处自上而下揉按一会儿，每晚 1 次最佳。

3. 敲打。对背部进行有节律的敲击拍打，能帮助我们提升阳气，利于气机顺畅，阴阳条达，脏腑功能协调，所以古代就有“撞背”养生之法。春夏季节尤其适合敲打，因为符合天人相应的养生法则。

这种方法比较简单，易于自行操作。你可以买一个敲背的小槌，在家自己进行适度敲击。或者借助墙体进行锻炼，双腿与肩同宽，背距离墙 30 厘米左右站立，全身放松，身体后仰，使背部撞击墙壁，借撞击的反作用力使身体恢复直立，注意力度不可过大。另外，大家应该也看到过，有一部分老年人在公园里依树撞背，这也不失为一个好办法。但是大家一定要注意，此法不适用于颈腰部有疾患的人群，并且撞击次数不宜多，以 50 次左右为宜。

身体有寒邪，擦擦就好

擦法也是一种按摩方法，它能够将热量传导到皮下，有温通经脉的功效，能够散寒、活血、通络，擅长治疗由风寒疾病导致的筋脉拘急，或者是风寒感冒初期阶段。而且，由于这种方法操作简单，比较适合大家在家中操作。

讲之前我们先来了解一下擦法分为哪几种。擦法从大的方面来说主要是分为两种，分别是有介质擦法和无介质擦法。无介质擦法比较好理解，就是完全靠手，什么东西也不加，单纯靠手的摩擦作用。而有介质擦法中使用的介质，就是一种东西，能够借助这种东西将擦法的功效最大限度发挥出来。常用的介质有白酒姜泥，就是先将生姜打磨成姜泥，再和 56 度的白酒一起，喷火加热 2 分钟左右，等到火熄灭的时候，就可用了。大家可以直接蘸取这种介质在身体上摩擦，能够起到散寒、活血、止痛的作用。

现在大家对擦法应该有了基本的了解，接下来我们介绍几种常用的擦法，以及适合治疗疾病的常见穴位，或者是体表位置。

使用擦法的时候，要用到手掌的位置通常是大鱼际或小鱼际。大鱼际是手掌正面拇指根部，那一块鼓起来的、有很多肌肉的地方，伸开手掌时你会看到它明显突起。小鱼际在手掌的另一侧，小拇指下面那块稍隆起的肌肉就是。一般擦大面积的部位就用大鱼际，小面积的部位就用小鱼际。要是需要擦整个后背，就可以改用全掌。

再就是怎么擦，擦什么地方。一般具体的手法就是反复在特定穴位或者是感邪部位进行摩擦，产生热。对于风寒感冒，擦法常用的穴位就是大椎、夹脊、风池、风府，用大鱼际在这几个部位反复摩擦，直到产生热量为止。尤其是大椎穴，除了直接摩擦之外，还可以加上我在前面提到的白酒姜泥，这样散寒的力量更强一些。

风寒感冒是一种在表的证候，一般情况下，短时间的擦法配合着发汗，加上祛除风寒的药物，疾病都会祛除大半。

除了这种在表的疾病之外，还有很多疾病是在里的，比如说腰部、腿部被风寒侵袭，导致寒邪留滞于体内，形成寒痹。这种情况下一般会出现经常性的腰腿疼，每次疼痛的时候，有热就会缓解，这就是典型的寒痹。这时候单独的擦法就不太管用了，最好加上白酒姜泥，这样能够使力量透发进去。

具体的手法就是用手蘸取白酒姜泥，在感受寒邪的部位反复搓擦，直到身体的皮肤泛红为止。对于寒邪闭阻比较深的患者，除了用擦法之外，还可以在擦法之后，也就是出现皮肤泛红之后，用三棱针扎破皮肤，使皮肤轻微出血，或者再在出血的部位加上火罐，这样祛寒的效果会更好。坚持几次，体内的邪气通常会祛除大半。

我这里有一个例子可以讲给大家。我一位朋友没有戴手套就直接给冰箱除冰，而且没用工具，徒手上阵。等除完冰以后，过了一天，手指头就开始麻木。我一看这个情况，肯定是用手直接拿冰，导致寒邪侵入到体内，寒邪闭阻，不通才会出现麻木。我给他推荐的治疗方法就是擦法，当时用的是乌梢蛇酒擦，然后加上三棱针放血。三次过后，麻木就减轻大半；五次以后，就基本恢复了。

一般来说，针对各种寒邪，擦法（尤其是使用介质的擦法）效果还是很好的。大家如果有条件，还可以配合其他疗法，往往事半功倍。

艾灸神阙穴，调理五脏

先秦时期，华夏大地上有一位非常著名的养生学家，名叫彭祖，相传他活了八百余岁。每到季节交替之时，他都会宽衣解带平卧在床上，让家人把特制的药物放在肚脐上，用艾灸加热的方法来进行养生保健，达到延年益寿的目的。

这是我国有文字记载以来的养生第一人。虽然关于他的寿命存在争议，但大家公认彭祖是非常高寿的。从彭祖的故事我们可以得到启发，他的长寿秘诀之一就在于利用肚脐来保养身体，就是脐灸。

这种方法也被后世很多人效仿，都能收到很好的效果。我们知道艾灸非常普遍，可是为什么单单选择肚脐的位置来艾灸呢?

这是因为肚脐是非常神奇的地方。我们在还是胎儿的时候，会通过脐带与母体相连来汲取营养。婴儿呱呱坠地之后剪断脐带，就在腹部正中形成一个圆形的瘢痕组织，这个位置也是中医经络学中的重要穴位——神阙穴。

现在我就给大家讲讲怎么通过肚脐来判断身体的问题。从位置来讲，十二经脉的循行都与神阙穴相连，所以神阙穴及其周围能反映五脏的情况。中医一般认为肚脐的中央代表脾，肚脐的四周代表其他脏腑。

肚脐正中凹陷的部位属脾。如果脾胃虚弱，按压肚脐眼中间的位置就会感到疼痛，并且脾胃越虚弱，疼痛越明显。脾为后天之本，能够生化气血，脾胃虚弱还会有乏力疲劳、腹胀腹泻、头昏、食少纳呆等症状。

肚脐下方内缘属肾。如果肾虚，就会有肚脐下方内缘的压痛。同样的，患者会有明显的肾虚症状，如腰膝酸软、健忘、掉发、遗精、下肢水肿等。

肚脐上方边缘属心。如果心气不足，就会出现肚脐上方边缘的压痛或麻胀感，这时患者会有睡眠不好、易烦躁、心慌等情况。

肚脐左侧与肝密切相关。当肝气郁结，就会有肚脐左侧边缘的压痛，还易发怒、两胁胀痛、头痛耳鸣等。

肚脐右侧与肺相关。当出现肺气虚、外感伤肺等情况时，会有肚脐右侧的压痛。

我们学会了怎样通过肚脐来触诊，就能自行判断哪一脏出了问题，方便及时干预。

那么艾灸神阙穴怎么做呢？我一般使用隔姜灸或隔盐灸。操作其实非常简单，大家都可以在家试试。

首先，准备一块生姜。要选老姜，这样的姜药力强，不要选干姜或嫩姜。把生姜沿纤维纵向切片，姜片的大小要能盖住肚脐，厚度大约与一元钱硬币相仿就可以了。在切好的姜片上用牙签刺几个孔，这样艾绒的热力和药力更容易向下渗透。

其次，准备艾绒。隔姜灸使用的艾绒应该选择质地柔软、细腻的为好。艾绒中掺杂的叶梗和其他杂质越多，手感越粗糙，说明艾绒的质量越差，不要选这样的艾绒。艾绒根据需要分成小团，捏成圆锥形，我们把这样捏好的艾绒叫作“艾炷”，一小堆就叫作“一壮”。

姜片和艾炷准备好之后，就可以开始隔姜灸了。把姜片放在肚脐上，再把艾炷放在姜片上，然后点燃艾炷。当有局部灼痛感时，略提起姜片，或更换艾炷再灸。一般每次灸 5 ~ 10 壮就可以了。

隔盐灸的做法和隔姜灸相似，不过是用纯净干燥的食盐取代了姜片。如果不想直接把食盐填入肚脐，也可以将食盐放在一小张纸上，再将纸覆于肚脐上。

《本草纲目》中记载艾叶可以“灸百病”，可见艾灸的应用范围之广。艾叶性温，有纯阳之性，而且气味芳香、易燃烧，具有温通经络、祛寒逐湿、回阳救逆的作用，是治疗很多疾病的良方。大家在家不妨多做做艾灸，对健康非常有好处。

脉络瘀阻心绞痛，告诉你三个穴位

由于心血管病是目前全球致死的头号病因，比癌症还恐怖，所以大家对冠心病、心绞痛、心肌梗死等疾病都不陌生。虽然这些心脏病的名称都是现代医学的术语，但其实中医对它们的病机和治疗方法早有认识。

在现代医学看来，各种心脏病的病机是小血管与微血管病变，而中医认为其病机是脉络瘀阻。中医讲究不通则痛，就是说当人体的血脉出现瘀阻不通的时候，就会产生各种疼痛。当这种瘀阻发生在心血管的时候，就会出现心脏压榨性疼痛，也就是心绞痛。

脉络瘀阻引发的心绞痛有两种不同的证型，分别是气滞血瘀络阻型和热毒血瘀络阻型。下面我分别给大家介绍一下。

气滞血瘀络阻的主要症状是胸胁胀痛，喜欢叹气，脾气比较暴躁，脉象比较弦，舌苔可以见到瘀斑瘀点或者舌紫暗。

热毒血瘀络阻的主要症状是胸痛、胸闷、口渴、便秘等，脉促或结代，舌紫暗。

针对不同的脉络瘀阻型心脏病，我们可以按揉不同的穴位。

第一个穴位是内关穴。内关穴在腕横纹上两寸的位置。按揉内关穴没有特定的方法，用拇指按揉到有酸胀感为止。内关穴对于心绞痛发作或者平时预防都有帮助，另外还有止吐的作用。

第二个穴位是少府穴。少府穴的位置比较容易找，大家可以手握拳，小指所对应的位置就是少府穴，也是按揉到酸胀为止。按揉少府穴能够缓解胸胁胀满之感，对于心胸气滞的情况比较有效。

第三个穴位是神门穴。神门穴的位置在腕横纹外侧的凹陷处。这个穴位是针对热毒血瘀络阻的，经常按揉，能够理气活血、安神解毒。

除了按摩穴位之外，我再给大家推荐一款益气活血茶，这款茶主要是针对气滞血瘀的人群，主要的药物有三味：党参 6 克、红花 3 克、甘草 3 克。这三味药物放在锅中煮大约 5 分钟即可。党参能够补气，红花能够活血，甘草能够调和诸药，煮好之后可以根据自己的口味加入冰糖调味，但有糖尿病的人就不要加了。

推推按按治失眠

失眠是一种特别常见的睡眠障碍。症状轻的患者表现为入睡困难或睡后容易惊醒，醒后再次入睡困难。严重的患者则表现为整夜不能睡，同时会伴有头痛头晕等症状。目前在世界范围内约有 29% 的人患有不同程度的失眠，并且患病率有逐年上升的趋势。

在我国，成年人由于生活、工作压力的原因，失眠发生率高达 38%。同时，超过 45% 的老年人也患有不同程度的失眠。有统计显示，10% ~ 27% 的失眠患者在长期服用安眠药，然而安眠药的长时间使用，会使正常睡眠和精力恢复受到影响，安眠药的依赖问题也日益突出。所以，对于原发及继发性失眠患者，我们更建议采用非药物治疗方法。下面我就来介绍几种助眠的小方法，失眠患者不妨一试。

1. 踏豆按摩法。取赤小豆 0.5 ~ 1.5 千克，艾叶适量。先放豆，后加艾叶，置铁锅中用文火炒热，然后去艾叶，留下豆，倒入洗脚盆中备用。洗净擦干手脚后，借助豆的余温，注意以不烧灼皮肤为度，赤脚踏踩豆子，或把脚底置于豆上来回按摩。可在睡前 1 小时进行，也可以每天 2 次，每次 20 ~ 30 分钟为宜。这个赤小豆可以反复使用，用时再次炒热即可。此法为张水生教授所创，可以调节内分泌、神经系统功能，对失眠患者有良效。

2. 开天门穴位按摩法。此方法需由他人帮忙操作。被按摩者平躺仰卧即可，按摩者位于患者头前方，按如下步骤进行：

（1）推上星：双手拇指交替，自两眉头之间（印堂穴）直向上推至发迹线上 1 厘米左右（上星穴），推 36 下。

（2）推头维：双手拇指交替，自印堂穴斜向上推至两侧额角发际上 0.5 厘米左右（头维穴），推 36 下。

（3）推眉围：双手拇指自眉头（攒竹穴）推向眉尾（丝竹空穴），推 36 下。

（4）梳理太阳经：五指分开用指腹沿前额发际线向头后梳理，双手交替，梳 20 下。

（5）叩击印堂穴：中指指腹竖直向下叩击印堂穴，叩 36 下。

（6）叩击百会穴：中指指腹叩击百会穴（两耳尖连线中点），叩 36 下。

（7）揉太阳穴：双手大拇指指腹顺时针、逆时针各揉按太阳穴 10 次。

（8）轻拍前额：用食指、中指、无名指指腹轻轻叩击前额正中、左侧、右侧、额顶，用时 3 分钟。

（9）揉按风池穴：中指指腹揉按风池穴（双手掌心贴住耳朵，十指自然张开抱头，拇指往上推，在脖子与发际的交接线各有一凹处）10 下。

3. 敲击涌泉穴，按摩劳宫穴。睡前用热水泡脚，然后端坐于床上，右手握拳敲击左脚涌泉穴 120 下。涌泉穴位于脚前部凹陷处，第二、三趾趾缝纹头端与脚跟连线的前 1/3 处。力度以感到酸麻微胀，有“得气”的感觉为宜。然后再换左手敲击右侧涌泉穴 120 下。接下来，右手用按压或揉擦的方法来按摩左手劳宫穴 10 分钟。劳宫穴位于手掌心，第二、三掌骨之间偏于第三掌骨，握拳屈指的中指尖处。左右手交叉进行，做 2 ～ 3 遍。

三个撒气穴，调肝息风

每个人应该都有过发脾气的经历，我们还可以根据发脾气的程度分为小怒和暴怒。这怒气，不是不能发作，而是要分情况。

在中医看来，发怒与肝密切相关。很多人都知道“怒伤肝”，但小怒是一种正常的生理反应，对人体是有好处的。《黄帝内经》说“怒为肝志”,适当的发怒能疏泄人体的不良情绪,有助于肝气的疏泄条达。

但如果是暴怒，也就是大怒，有很激烈的情绪表达，就会伤肝了。我们经常在影视作品中看到一个人因为什么事情突然间暴跳如雷、面红目赤，然后就晕倒了。这就是大怒伤肝的一种表现，在日常生活中也很常见。特别是有心脑血管、消化道基础疾病的患者，暴怒还可能引起严重后果。肝藏血，如果大怒不止，肝气上逆，血就会随之上溢，气血翻涌于上，从而表现出面赤、吐血、呕血等，甚至出现中风神昏。

因此，我们在生活中要注意不要让小怒发展成大怒，从而伤肝、动风、动血。可是有些时候单靠自身来控制情绪是不现实的，这里我教大家三个穴位，我们可以通过点按穴位来辅助平复情绪，减少大怒的出现。

这三个穴位是我总结出来的，我把它们称为一套能疏肝、平复情绪的“撒气穴”，它们都在头部，比较好操作，效果也很好。现在就让我们来了解这三个穴位——太阳穴、角孙穴、风池穴。

太阳穴在耳郭前、外眼角延长线上方的凹陷处，在中医经络中属于经外奇穴，能止痛醒脑、平心静气。

角孙穴是手少阳三焦经的穴位，取穴非常简单：将两耳郭向前折，取耳尖直上入发际处即是，它能止痛、顺气、降浊、清热。

风池穴是足少阳胆经的穴位，在后头部两条纵行大筋两旁，与耳垂平行处，能疏风清肝、醒脑清热。

我们找好了穴位，可以用中指顺时针依次按揉这三个穴位。每个穴位 40 秒，力度适中为宜，有轻微酸胀感即可。每天早晚各做一次，或者在生气的时候进行按揉调节。

大家如果能坚持点按“撒气穴”，就可以起到养肝、调肝的好作用，生活中大怒的次数也会越来越少。

月经不调，用这个穴位排排瘀

有太多女性被妇科问题所困扰，比如大多数女性都会有月经问题，还有子宫肌瘤、卵巢囊肿等疾病。

其实在身体上，有很多可以启动自行调整修复的“开关”，这些“开关”经常被刺激，就能调理相应部位的疾病。对于妇科问题来说，这个“开关”就是子宫穴。

子宫穴的位置在肚脐下四寸，旁开三寸，左右各一个。这个四寸和三寸大家不能拿着尺子量，它们是同身寸，用你自己除了拇指之外的四指横量就是三寸，中指中节屈曲时手指内侧两端横纹头之间的距离是一寸。大家可以自己找一下，记得一定要用自己的手。

月经有血块的女性，就可以经常揉子宫穴，能够活血化瘀，适用于瘀血阻于胞宫者。

至于宫寒的女性，可以在子宫穴上面进行艾灸，艾灸的热力透达皮下，能够缓解宫寒。宫寒症状缓解后，由宫寒导致的月经不调也能够改善。

对于宫寒比较严重的女性，可以在子宫穴上面加上两片生姜，然后再去艾灸，这个叫作隔姜灸，温子宫的效果更好。

刺激子宫穴不仅可以治疗月经问题，对于不孕不育还有辅助治疗作用。如果是不易怀孕的女性，可以选择每天按揉子宫穴，每侧按揉三分钟，每天做两组即可。

上面说的几种方法适合于未病先防，月经没有来的时候先去按摩、艾灸，等到经期有月经异常时，就不适合按揉了。这个操作会活血，导致经血量比较大。事实上，来月经的时候不适合进行任何按摩。

这时候怎么办呢？大家可以选择常用的暖宫贴贴在子宫穴的位置，起到暖宫活血的作用，通常能够缓解痛经的大部分症状。

由于子宫穴是女性调节妇科疾病的小“开关”，合理应用子宫穴，能为女性的健康保驾护航。大家平时没什么症状的时候，也可以多揉揉，能够未病先防。既病防变的思想我们要时时具备才好。

脾胃想健康，脚下有药方

从经络学上看，足三阴经、足三阳经在脚部相互贯通，通过经络与全身连通，所以脚部是人体信息相对集中的地方。脚底之所以能表现出人体不同脏腑的病证，主要是因为体内器官或腺体出现异常时，脚部反射区就会形成一个异常区域，要么是有结晶沉积而成为痛点，要么形成条索，要么颜色异常。而刺激脚底反射区，就等于直接作用于相应的脏腑。当这些反射区异常消失的时候，相应脏腑的病证也就随之消失了。

因此，我们想要脾胃健康，也可以从足部入手。脾胃保健需要按摩的脚部区域包括脾脏、胰脏、胃和十二指肠部位的反射区。常按摩这些区域可以解决胃痛、胃酸增多、胃溃疡、消化不良、急慢性胃炎、胃下垂、腹部饱胀、消化不良、十二指肠根球部溃疡等病证。

我们首先来看脾脏反射区。它位于左脚掌第四、五跖骨之间，心脏反射区下方一横指处，右脚同部区为副脾。接下来我们了解一下相关疾病的自我诊断：

大家用手按压脾脏区，如果有颗粒感，一般提示脾弱、消化功能紊乱，并有贫血的可能。如果有石头那样硬的感觉，说明脾的病很严重，需要多加注意。如果反射区凹陷，颜色非常浅，或者与其他地方比较特别红，说明消化功能和免疫功能需要提高，并要警惕妇科疾病和肝病的可能。

其次我们来看胃、胰、十二指肠反射区。胃的反射区位于双脚脚掌第一跖趾关节后方，向脚跟方向约一横指宽的区域。胰的反射区位于双脚掌内侧胃反射区与十二指肠反射区之间。十二指肠的反射区位于双脚脚掌第一跖骨与楔骨关节前方及胰脏反射区后方。然后是相关疾病的自我诊断：

如果胃区有压痛，表示有胃病；有竖形条索，则表示胃有静脉曲张；有像水袋样感觉，则表示胃胀、打嗝、恶心；皮肤粗糙或颜色异常，表示有胃炎的可能；有空洞感，一般会有胃下垂；反射区如果特别青，说明胃寒严重；如果胃区有多个十字纹交叉，皮纹变粗、杂乱，色泽暗紫，就要警惕有胃癌的可能了。

如果胰腺反射区有隆起或软包，说明消化功能已经下降；如果发硬，要警惕糖尿病和胰腺炎的可能；周围隆起则表示消化功能减弱，食欲不振，老年人会出现厌食，无饥饿感。

如果十二指肠反射区的皮肤粗糙，压痛明显，说明十二指肠有器质性病变，一般有溃疡的可能性高。

看完上面的内容，我可以给大家介绍操作手法了。

我推荐的方法是先用热水泡脚 15 ~ 20 分钟，然后用手按摩、揉搓整个脚 1 ~ 2 分钟；再将脾区和胃胰十二指肠区看作两个区域，先按摩胃胰十二指肠区 5 分钟，再按摩脾区 5 分钟；最后将整个脚拍打 2 分钟。全套下来也就用 15 分钟的时间，只要长期坚持，脾胃会越来越好。

力道上，一般在自己能够接受的范围内稍稍重一点，这样的效果往往更好。不过也不要太用力，我的一个患者，她的爱人给她按摩，男同志力气比较大，每次按摩她都疼得龇牙咧嘴，一直用意念坚持。这样其实把保健变成了一种负担，效果反而不好，白白受罪。

从按摩的感觉上来看是这样的：如果你觉得痛，那说明脏腑已经不通了，但是气血运行还是比较通畅的，这样的人按摩脚底，保健效果最好；而脚麻的人，说明病情较重，而且气血不足，按揉的时候要轻一些，最好同时服用一些补气血的药。

如果按揉脚底，用的力气已经比较大了，可是自己还是没有什么感觉，那么这种情况有两种可能：一种是身体状况很好，气血又通畅，这个是我们希望的；一种是脏腑有病，经络不通了，这种情况说明身体状况较差，一定要坚持按摩。最好的办法是从没感觉按到有感觉（酸、麻、胀、痛），再按到没感觉，那个时候就说明身体好多了。

按摩结束后，30 分钟内喝上一杯温开水，有利于气血的运行和排毒。

艾灸三阴交穴，女人排毒素

三阴交穴在脾经上，在脚内踝尖上3寸，胫骨内侧缘后方。之所以叫三阴交穴，是因为这是足少阴肾经、足太阴脾经、足厥阴肝经三条阴经交会的地方。其中，脾化生气血，统摄血液，肝藏血，肾精生气血，所以三阴交穴养血的功能特别好。经常按揉此穴，对肝、脾、肾都有保健作用。

由于三阴交穴是三条阴经的交点，女性属阴，所以三阴交穴又名“女三里”。对于一般的妇科病，刺激此穴皆有效。它能够根据个人体质不同，产生对机体不同的益处。神奇的它能通利又能收摄，能活血又能止血，能滋阴又能利湿。比如，治疗常见的女性月经痛，在三阴交穴下针，可以起到针下痛除的功效。而更年期的女性，常灸三阴交穴可以改善更年期的症状。总之，常灸此穴对于女性而言，是非常有益处的。

针刺我们很难在家自己操作，但是艾灸可以。艾灸三阴交穴可以采用悬灸的方法，就是将艾条燃着的一端悬在穴位上2～3厘米，以感到温热不灼痛为度。保持静止不动，让艾草燃烧的热力和药性深入肌体。每次艾灸 15 ~ 30 分钟，灸至皮肤微微发红就可以了。

除了悬灸，也可以采用雀啄灸。雀啄灸是在穴位上做一上一下、忽远忽近的灸法，类似鸟雀啄食的动作。雀啄灸的热感比悬灸强，所以操作时要避免灼伤皮肤。

现在还有很多艾灸盒、艾灸罐一类的灸疗器具，可以配合艾条灸使用，能够解放双手去做更多的事情，非常适合家庭使用。

我曾经有一个患者，家里突然失火了，造成了很大的损失，她在很长一段时间里忙上忙下，造成了脾气虚，不能统血。那段时间一个月来两次月经，血排太多，人就血虚了，容易头晕眼花、心悸多梦、手脚发麻。两个月后，她整个人血虚到平伸着手，手都会抖。

我让她一边喝八珍汤，一边艾灸三阴交穴，当月的月经就正常了。再继续调养一个月，脸色白里透红，精神好多了，连连说我是她的福星，没想到只花了一百多块钱，效果却比她用那些好几千的保养品还要好。

脾功能低下的人都应该重视三阴交穴。一般来说，如果脾功能低下，那么体内就可能有积块或者瘀血。大家不妨自己检查一下，摸摸自己的腹部，如果有瘀血的话，在关元穴（肚脐下 3 寸）左侧外开三四寸的地方，会有压痛点。如果不能确认的话，可以直接按压三阴交穴，体内血液运行不畅时，三阴交穴会有压痛点。三阴交穴有压痛点，就是告诉我们，自己的脾有问题，需要经常按摩三阴交穴。

一般来说，三阴交穴最佳的保健方式就是艾灸。体内有血瘀和体寒脱不了关系，艾灸三阴交穴可给身体增添热量，促进气血运行通畅，将瘀血排出去。艾灸三阴交穴治痛经，就是用的这个原理。

另外，脾主少腹，三阴交穴除了对女性有用，在三阴交穴按摩或者艾灸也可以解决男性腹部的问题。男性遗精、下腹疼痛，也可以从三阴交穴进行治疗。

此外，三阴交穴是脾经的大补穴。脾最大的功能之一是能够把人体的水湿浊毒运化出去。每天中午 11 点，脾经当令之时，按揉左右腿的三阴交穴各 20 分钟，能把身体里面的湿气、浊气、毒素都给排出去。皮肤过敏、湿疹、荨麻疹、皮炎等，都是体内的湿气、浊气、毒素在“捣乱”。只要坚持按揉三阴交穴，就可以达到排毒美肤的作用。

总而言之，三阴交穴是我们身体上的一处宝藏。可以肯定地说，利用好三阴交穴这个人体的大穴，比那些昂一处贵的保健品、化妆品功效好多了。我们需要做的不过是每天花点工夫按揉或者艾灸，性价比实在太高了。

我们想要得到健康，光靠外物是不行的。激发了自己的潜能，你会发现造物主是如此明智，养生保健并不用花太多的钱。如果放着身上的宝藏不用，苦苦寻找外面的宝物，才是舍本逐末的做法。

泡脚泡腿通经络

很多人都有泡脚的习惯。忙碌一天，回到家中用热水泡个脚，既能放松身体，又能安神助眠。确实，泡脚是非常好的保健方法。我们中医很多的养生保健方法都与泡脚有关。春天泡脚升阳固脱；夏天泡脚祛湿除暑；秋天泡脚肺润肠蠕；冬天泡脚温阳益气。所以，一年四季都可以泡脚。

今天我就跟大家聊一聊泡脚的事情。泡脚大家都会，但是多数人用的是普通的塑料盆来泡，通常水位只能到脚踝，其实这样效果就大打折扣了。

我推荐大家使用更深的木桶或者塑料桶，泡的时候能让水浸到小腿以上。这时候我们就可以称之为泡腿了，这样不但能保健，还能治疗很多疾病。泡脚的同时泡腿有更多的优势，主要体现在以下几点：

第一，腿部的皮肤较薄，更有利于吸收渗透；第二，腿部的面积较大，比双脚的面积大 6 倍左右，相对的，体表吸收面积就大；第三，双腿的血液循环快，血液丰富，有很多动静脉；第四，双腿的穴位很多，有 6 条主要经脉经过，穴位大约有 122 个。

以上这 4 个因素，就决定了在泡脚的时候，连腿一起泡能够更好地改善血液循环，促进药物吸收，温通经络。所以我建议大家以后换一个深点的盆，泡脚的同时泡腿。

如果我们是简单的养生保健解除疲劳，用 45℃左右的热水就可以达到目的。通过温热的力量来加速血液循环，排除身体毒素，缓解疲劳。但是如果我们想要更多的功效，用白水就不行了，下面我再跟大家说说可以加入哪些东西来泡腿。

第一种是盐。我们家家户户都有盐。从中医来讲，盐味咸，性寒，属胃、肾、大小肠经，主要作用是清火、凉血、解毒。既然能入肾经，当出现腰酸腿痛等肾虚问题就可以用淡盐水泡洗，每次只需将 5 克盐放入水中溶解。另外，盐还能杀菌，所以脚气也可以用盐治疗。如果已经出现了脚气，我们的盐就要适量多放，一般放 20 ~ 30 克；假如脚汗多，仅仅想预防脚气，我们可以放 12 克盐。

第二种是醋。中医认为醋味酸、甘，性平，能入肝、胃经，主要能消食开胃、散瘀血、解毒、收敛止血。由于醋有活血化瘀功效，中医外用药粉多用醋调敷，例如七厘散、活血止痛散等。我们可以把 20 克醋加入水中调匀泡脚，能改善腰腿疼痛，还能改善高血压等心血管疾病的不适症状。

第三种是姜。姜的药效我们都不陌生，它味辛，性微温，归肺经、脾经，主要功效有发汗解表、温中止吐、温肺止咳，可以治疗风寒表证、胃寒呕吐、风寒咳嗽等。所以，当我们有受凉感冒、脾胃受寒、宫寒痛经等不适时，就可以用姜。大家可以把 30 克生姜切成薄片，煎煮 5 分钟后兑入盆中泡洗，就能有很好的保健效果了。

最后我要提醒大家一下，如果局部皮肤有破损，就不要用热水泡洗了，以免引起感染。

第八章 阴阳平衡寿命长

我们中医是特别讲究『天人合一』『阴阳平衡』的。大自然要想和谐，就需要阴阳平衡，十个太阳谁都受不了。身体也是一样，阳气旺盛固然说明生命力强，但阴液缺失，体内津液不足，也不能很好地濡养滋润机体。所以，让体内的阴阳保持动态平衡，为身体各器官组织提供一个和谐有序的环境，才不容易出现各种不顺、不通、不荣的病证。

阴阳平衡的人寿命长

如果大家翻过古代医书，就会发现古人是把“阴平阳秘”奉为养生宗旨的。《黄帝内经》中讲的“阴平阳秘，精神乃治”，就是中医治病和养生所追求的最好的状态。如果达到了阴平阳秘，那么无论是对治疗疾病，还是对养生长寿，都是非常好的。

许多人认为，阴平阳秘是平衡的意思。其实，阴平阳秘不是绝对的平衡，而是动态的平衡、相对的平衡。

阴和阳是生命的两种不同状态，阴阳之间相互转换，互根互用，相互制约。在阴和阳的动态平衡中，人也保持了一种健康的状态。

在一种相对平衡中，阴阳二者水乳交融，相互依存，因此相互和谐，相互统一。但凡达到二者相互和谐的状态之人，最终都会长寿。

我们在治疗疾病的时候，也要时刻保持这种思想。对于患者身体的调养，整体思路就是将患者身体内的阴和阳调整到平衡的状态。

比如有人阳偏盛，就要用清热的药物进行调整；阴偏盛，就要用祛寒的药物来调整；阳偏虚的时候，就要补阳；阴偏虚的时候，就要养阴。这样进行调养，当阴阳平衡的时候，疾病就可以祛除了。

而对于养生保健来说，调整阴阳也是主要的环节。在阴和阳轻微不平衡的时候，人还不会生病。但如果发展下去，阴和阳之间的差异超过限度，人就会生病，所以调整阴阳才是健康长寿的保证。

那么，该怎样保证自己能够阴平阳秘呢？《黄帝内经》中说："上古之人，其知道者，法于阴阳，和于术数，食饮有节，起居有常，不妄作劳，故能形与神俱，而尽终其天年，度百岁乃去。"这说的就是人在日常生活中如何养生保健：我们要饮食起居都能够做到有规律，这样才能保持阴平阳秘，长命百岁。

所以啊，我们大家要是能够按照这个养生保健的方法做，在日常生活中坚持下去，那么获得长寿就不是梦。

说说身体里的“三把火”

谈起火，大家都会联想到热，感觉到它是动态的。火的这个特征决定了它和健康息息相关。人身上的火，能够温养内脏，充实肌肉皮肤，保护人体不受外邪的侵袭。如果自身火力足够壮，即便是有一些小灾小病来袭，我们也可以轻松应对。所以，养生要养人体的火。

在中医里，火有很多，比如壮火、少火、君火、相火、命门火等。在这些火中，与健康关系密切的火有三把，分别是少火、君火和命门火。今天我们就来谈一谈人体的这“三把火”。

首先我们来介绍少火。少火是人身体基本的火，能够维持人体的正常生命活动，最常见的表现就是我们的体温。俗话说“小孩子火力旺”，这里的火力，其实就是少火。火力旺指的就是少火充盛，能够抵御外邪。少火是生命之火，与先天后天都有关系，先天充足，少火也会充盛，即所谓的“火力旺”。生命体得到少火的温煦，才能够明眸善睐，行动自如，妙语连珠。所以，少火旺盛，人才能够长寿。

那么，少火匮乏会有哪些临床表现呢？当少火不足时，温煦的能力就会下降，因此人相对来讲就容易感冒。温煦功能弱，那么脾胃的腐熟功能也会减弱，容易出现食欲不佳的表现，也会倦怠乏力、失眠健忘。对应西医讲的疾病，就是身体的亚健康状态、低血压、轻度贫血、亚临床甲状腺功能减退等。

调理少火不足，我们可以选择适当吃鸡鸭这一类食物，它们对于补养少火是很重要的，而且很有效。

第二个就是君火。中医里面把火分为君火和相火。中医认为，心为君主之官，所以君火就是心火，其他脏腑的火叫相火。但是君火可不是越旺盛越好，心火旺盛以后很容易上炎，就是中医里面的一种证候，叫作心火上炎，它的主要表现就是爱发脾气、心烦气躁、失眠多梦。心火旺盛的不利影响很多，所以说心火宜清。

君火旺盛常见的临床表现是口舌生疮、失眠多梦，也会有心烦急躁等表现。当心火下移，还会有小便短赤涩痛的表现。

调理心火内动，最主要的是要有一个科学的生活习惯。清心寡欲，饮食宜清淡，吃饭要做到早饭营养十足，中午吃饱，晚饭吃少。

第三个要说的火就是命门火，也就是肾火。肾是人的先天之本，因此肾火是应当补充的。肾火会随着年龄增长、缺乏营养、生活及生育状况的变化逐渐减少、减弱，应当及时补充。命门火是先天之火，相当于锅底下的柴火，它的能量是有限的，要保养。如果木柴燃尽了，命门火衰，人的身体就会每况愈下。

命门火衰的主要表现就是形寒肢冷、精神不振、腰膝酸冷、夜尿频多、久泻不止、下肢水肿、生殖功能减退等。

调补命门火的方法有两个：一个是每天坚持用热水泡脚；另一个是每天把双手搓热，捂在腰部肾的位置，可以温肾阳，补充命门火。

阳虚怕冷怎样调

阳虚的主要表现就是怕冷，因为阳相当于火，当火不足的时候，冷就是必然的了。这个怕冷呢，又有三种表现。

第一种表现是卫阳不足。所谓“卫阳”，指的是机体卫外的功能。卫气主要是保护我们的肌表，使其不遭受外界危险因素的损害。卫阳和营阴相对应，一个是保护肌表，一个是保护内在。二者一个属阳，一个属阴，其中卫气就属于阳，所以叫作卫阳。

卫阳不足表现在四肢、腰背部发凉怕冷。针对这种情况，大家可以服用桂枝汤。桂枝汤可以说是群方之首，擅长调和营卫，它主要是由桂枝、白芍、生姜、大枣、甘草组成。大家在应用桂枝汤的时候，应该咨询临床医生，因为方子具体的成分和用量还需要根据个人情况加减。

阳虚的第二种表现就是中焦虚寒。相信很多人都会有这种表现，比如吃了凉的东西腹泻，这种情况就是中阳不足的表现。针对这种情况，推荐大家饮用姜茶。此外也可以用捏脊的方法进行调理，因为脊背属于督脉，捏脊可以壮阳，方法就是拇指和食指相对，捏起来一部分皮肤向前推，捏三下要提起来一下，这样从腰部推到颈部，重复 3 ~ 5 次。

第三种表现就是阳虚下焦偏寒，这种情况主要是腰部、臀部怕冷，生殖器怕冷等。针对这种情况，可以服用金匮肾气丸。另外，我还可以给大家推荐几个调养的药膳，比如胡桃仁炒韭菜。韭菜又叫壮阳草，所以对于阳虚的人，多吃韭菜是很好的，这也间接地告诉大家，阴虚的人是不太适宜吃韭菜的。另外，菟丝子也是壮阳的，所以可以用菟丝子和薏苡仁煮粥，配比是菟丝子 30 克、薏苡仁 30 克、粳米 100 克。

如果上述症状中你身上能找到不止一条，十有八九是肾阳虚。肾阳虚的保健不仅仅限于上述的几种方法，还要养成好的生活习惯。大家要掌握一种原则，那就是时时注意不要接触、饮用、服用太多大寒之品，比如不到凉水中游泳，不洗凉水澡，少喝凉水，少吃虾蟹之类寒凉的东西，这是总的原则，要掌握好。

阴虚体质怎样调

现在很多人都是熬夜党，不管你们有什么不得不熬夜的理由，都要知道，长期熬夜是很容易伤人阴津的，导致形成阴虚体质。我们今天就来了解一下阴虚体质是怎么一回事，该怎样调养。

阴虚体质形成的原因有很多，如经常过度食用温燥的食物，长期熬夜劳心耗神，不节制房事，经常情绪过于激动，大病或者手术之后等。

阴虚体质的人一般形体会偏瘦，同时会有心烦、手脚心发热、面颊潮红、晚上出汗、眼睛干涩、皮肤干燥、经常口渴、怕热、能吃却吃不胖、容易便秘等一些症状。这个时候看舌头，一般舌体颜色会偏红，舌苔可能会比较少，或者有水分比较少的感觉。

长期阴虚体质的人，是更容易患甲亢、糖尿病、中风、失眠、高血压、高血脂、结核、肿瘤等疾病的。另外，研究也发现，肝病患者也多见于阴虚体质。所以我们可以知道，长期阴虚体质肯定对人体是不利的，阴阳平衡才是最好的状态。

那我们应该怎样使机体调整回阴阳平衡的状态呢？正所谓“春夏养阳，秋冬养阴”，这就要求大家在秋冬季尤其注重养阴。

中药方面我们可以选用成药六味地黄丸。六味地黄丸原本是用来给小孩补阴的，所以其补阴作用是非常平和的。也就是说，我们日常用来补阴是完全没问题的，比较安全。如果是热象比较明显的人，可以换成知柏地黄丸；如果眼睛干涩比较明显的，可以换成杞菊地黄丸。

需要提醒大家的是，阿胶是很多人都知道的一味滋阴补血的中药，但是单纯的阴虚体质者，如果没有很明显的血虚症状，是不太建议用阿胶的。因为不是所有的阴虚都适合用阿胶，如果热象明显，用阿胶会很容易上火。而且使用时要特别注意用量，不能引起上火，也不能碍胃。

针灸不建议大家使用，因为针灸治疗对阴虚体质不太适宜，疗效欠佳。

食疗方面，建议大家选择百合莲子绿豆糯米粥。原材料是干莲子50克、百合20克、糯米200克、绿豆50克、冰糖20克。先将糯米用清水洗净，百合洗净切小块，莲子去心洗净。锅内加适量水，加入糯米、莲子、绿豆煮开，转中火煮半小时，加入百合、冰糖，再煮半小时即可。

日常生活方面，阴虚体质适宜多吃甘凉滋润的食物，比如绿豆、冬瓜、芝麻、百合、莲藕、银耳等，少食用温燥的食物，比如辣椒、胡椒、韭菜、羊肉、狗肉等。中午应该保持一定时间的午休。另外，还要节制房事，避免熬夜，避免运动出汗过多，及时补充水分，这样才能尽早把身体调理到平和体质。

心阳不足，可用参仙生脉饮

很多人在心慌、心动过速的时候，都知道要担心一下自己的心脏健康。但是，当心脏跳动比较慢的时候，一般很少有人察觉到并为此担心。因为心跳得稍微慢一点，感觉不像心动过速那么强烈，尤其是心跳刚刚低于每分钟 60 次的时候。然而，心跳得慢对心脏确实是有影响的，时间久了还会出现各种并发症，所以大家还是应该引起重视。

这里说的心跳过慢，就是中医的“心阳虚衰”之证，因为心脏的跳动是需要心阳维系的。只有心中的阳气充足，才能保持心跳的稳定，才能支持着心脏每时每刻跳动；要是心脏的阳气不足，就有可能出现心跳比较慢，甚至心搏骤停的情况。

那么，心阳虚有哪些临床表现呢？我给大家介绍一下。心阳虚患者通常会面部发白，如果心阳虚比较严重，患者面部会比较苍白，有的甚至会出现青色，并且可伴有黑眼圈。患者还会出现心悸、胸闷、憋气等情况。患者整体的感觉就是比较怕冷，术语就是畏寒肢冷。

针对这种症状，主要的治疗方法就是用温心阳，再加上通脉，使得心阳以复，恢复温煦的功能。

这里我给大家推荐一个方子，叫作参仙生脉饮。参仙生脉饮组方非常小，只用了三味药：人参、麻黄、淫羊藿。每一味药物都有它特殊的药效与特点，其中人参益气，麻黄通阳，淫羊藿温补肾阳。

由于肾阳是一身阳气的根本，同时加上人参补气的作用，补阳气的效果就比较好。但光是补阳，补进去的阳气要是瘀滞在那里也是不好的，所以这里面还用了麻黄这味药物。它的作用是通阳，让补进去的阳气通达周身。

这里面，因为人参的量一般以 3 克为好，人参的药效迅猛，适宜小剂量连续服用。麻黄一次用 5 克即可，麻黄中的麻黄碱有增加心率的作用，也不能使用得太多。淫羊藿一次 9 克左右。上述药物可以煎成汤剂代茶饮，每日不定时服用。

肾阳不足试试四子方

中医强调肾脏是人体的先天之本，人的先天之精都来自肾脏，肾脏统领着我们的身体。肾脏里面的“精”又分为肾阴和肾阳，不管是肾阴还是肾阳，都是一身阴阳的统领。

然而，肾脏是先天之本，先天的东西常常是一直处于损耗状态的，当肾脏中的阴液损耗了，就是肾阴虚；当肾脏中的阳气损耗了，就是肾阳虚。

今天我给大家讲的主要是肾阳虚。我们看看当肾阳虚出现的时候，会有哪些临床表现，又应该怎么去治疗。

首先说说肾阳虚有哪些临床表现。肾阳统领着全身的阳气，所以当肾阳出现不足的时候，就会出现全身冷的表现。比如患者会出现夜尿频多，或者腰膝酸软、畏寒肢冷，或者是遗精滑精等临床表现。这些临床表现究其原因，大多是因为肾中阳气不足，不能温煦导致的。因为不能温煦，所以小便是清冷的，也会出现周身寒冷的表现。

针对上述临床表现，主要的治疗方案就是温补肾阳。这里推荐给大家一个方子，叫作四子方，这个方子和它的名字一样，用了四种“子”，分别是蛇床子、菟丝子、枸杞子、补骨脂。这些药物都有补肾的功效，其中，蛇床子和补骨脂是温补肾阳的，菟丝子是补肾填精的，枸杞子能够滋补肾阴。阳得阴助，才能得以化生，这也是为什么补肾阳的方中需要加上补肾阴中药的原因。

这个方子的做法是：取上述的四味中药，每种 10 克左右，用冷水泡半小时，然后再用水煮 20 分钟即可，每天喝 2 ～ 3 次。当然，煮过中药之后的渣滓也可以当药用，用来泡脚效果也是很好的。但要注意的是，如果脚部的皮肤溃烂，就不要泡脚了。

如果肾阳虚向上犯及心脏，就会出现心肾阳虚的表现。心肾阳虚的患者就不仅仅是上面的几种临床表现了，还会有心慌、心悸、气短等心脏方面的问题，这样的患者我推荐的小方子就是丹参饮。它的主要组成是丹参、砂仁、檀香，每种取 10 克，一起煮水喝即可。但是这个方子大家在使用之前最好问一下医生，因为这里面的三味药都是走窜活血能力比较强的，血瘀过重的患者可能不适合，所以应该在医生的指导下服用。

巧用生姜温脾阳

毫无疑问阳气对人体是非常重要的。大家常说“人活一口气”，在中医看来，这口气一定指的是阳气。阳气存在于五脏六腑及全身各个组织中，起到温煦、供能等作用，支撑人的日常生命活动。

当阳气虚损，不能温养身体，就会表现出怕冷、手脚冰冷等症；阳气不能供养脑窍，就会反应迟钝、淡漠；阳气不能固摄，就会内脏出血、月经淋漓不净、尿频、腹泻、便次增多等。

虽然五脏六腑皆有阳气，但脾阳是我们尤其要关注的。因为“脾为后天之本”，脾又主运化，所以脾的阳气充足，就能向其他脏腑输送阳气。一身阳气旺盛，才能延年益寿。反之，脾阳不足，时间久了，全身的阳气都会受到影响，因此，温补脾阳是非常重要的。

我们温补脾阳最核心的药物，其实就是家家户户厨房里都有的姜。在日常生活中，鲜姜或者干姜不仅能作为调料，更可以作为药材使用。

中医古籍中称姜“温五脏”，我们可以理解为它能温全身，就是说能通过温补脾阳来温暖全身的阳气。

由于姜既能治病又能养生，所以很多老中医都非常推崇它，自己也在身体力行地坚持使用。今天就来讲一讲温补脾阳的姜应该如何搭配使用。有人可能会有疑问，既然姜就能温补脾阳，我们干吗还要搭配使用呢？

我们要想让姜发挥温补脾阳的作用，必须用到很大量。大家都知道姜是辛辣的，并且有一种特别的气味，如果真用到能起到治疗作用的剂量，味道非常刺激，是难以下咽的，并且这么大量用下去十有八九要上火。我在临床中就观察到，有的患者本身不是高血压，吃不适宜的补药能补出高血压，本身不咳嗽也能补出咳嗽来。

所以我们用姜温补阳气要用合适的量，也要搭配使用，用适量的姜搭配其他药物组成药对，能起到一加一大于二的作用，既温补脾阳又不上火。但我们的搭配也要讲“法”，这样才能起到好的作用，现在我就给大家讲讲姜的搭配用法。

用姜来补阳气最重要的法则就是“阴中求阳”。中医讲“善补阳者必以阴中求阳，则阳得阴助而生化无穷”，我们身体的阳气和阴液处于一个平衡的状态，并且阴和阳可以相互化生，这就告诉我们要补阳气的时候，不能只盯着阳气，否则欲速则不达，还要照顾到阴，这样补阳气才能速度快还不上火。

这在我们生活中也同样适用。年长的朋友都有这样的生活经验，当天寒地冻的时候，在外面冻得双手冰冷，这时候不能直接用热水洗，或者放在炉子上去烤，不然会生冻疮。怎么办呢？我们可以拿雪来搓手。雪本身是寒凉的，属阴，却可以让双手越搓越热。

同样的道理，在用姜来温补阳气的时候，可以搭配甘草。甘草味甘，能滋阴、解毒、益气，正应了《黄帝内经》中的一句话“辛甘发散为阳”，就是说辛味和甘味结合在一起可以补阳。

甘草既能补阳又能补阴，还比较平和，能调和诸药，与干姜搭配，就是一个非常著名的补阳气的方子，那就是甘草干姜汤。

虽然只有两味药，但这个方子药专效宏，既能快速补阳，又能兼顾阴液，传承了上千年仍被广为传颂，可见效果之好。

这两味药在使用的时候也不是随意搭配的，用量是有比例的。原文中甘草 4 两、干姜 2 两，我们作为养生保健之用，不需要这么大量，但是比例还是要按照 2 ： 1 来。我们取甘草 4 克、干姜 2 克，煮水喝或者泡酒都可以。

甘草搭配干姜非常安全，如果有手脚冰凉、尿频、怕冷等阳虚症状，大家可以放心坚持服用，一般 1 个月左右就会有很明显的改善。

肺胃蕴热喝金玉茶

湿热的夏天，大家常常很容易出现肺胃蕴热的表现，因为脾胃处于中焦，夏天由于天气和饮食的原因，常常出现脾胃蕴热。而肺处于上焦，中焦的火热常常会上炎，导致上焦也会出现上火的情况。脾胃中焦之火上炎至上焦，从而导致中焦、上焦都蕴热，也就是肺胃蕴热。

肺胃蕴热者常见的临床表现是喜欢喝冷饮，咽喉部出现肿痛，常常出现咳嗽胸痛，痰少而黏，而中焦脾胃也常常感到灼热疼痛，舌质红，苔色黄而干燥。

针对肺胃蕴热的人群，我给大家推荐的代茶饮是金玉茶，由两味药材组成，其中主要药材是金莲花。金莲花能够清热解毒，有利咽的功效，适合肺胃蕴热的人服用。

另一味药材叫作玉竹。玉竹主要是归于脾、胃经的，善于补脾胃经之阴，还能够清热解毒，归纳起来就是滋阴清热。金玉茶用这两味药材相配，既能够清热，又能够养阴。

具体做法很简单，大家取玉竹 10 克、金莲花 5 克，可以将两者一起煮水喝，也可以代茶饮，小口啜饮，喝上一天。

我再告诉大家一个可以祛除肺胃蕴热的食物，叫作西瓜翠衣。西瓜翠衣就是西瓜外面绿色的皮和里面白瓤中间的翠绿夹层。这种应季食材，正可以用来对付夏季常见病证。

大家可以直接用它拌凉菜或者熬汤，西瓜翠衣在古代就是清热解暑的主要药材，在王清任的清暑益气汤中，西瓜翠衣就是主要的药材。所以，大家以后吃完西瓜，西瓜皮就不要随便扔掉了，可以洗净用来做西瓜皮汤，美味又解暑清热。

除此之外，肺胃蕴热的人平日里在饮食方面还可以多吃点苦苣、苦瓜，这些都是清热的好食材。但我在这里还是需要提醒大家，一般比较苦的蔬菜，清热的效果都是很好的，但不适合长期食用。即使体内有热，长期食用也不可取，久食可以导致肺胃蕴热转换成脾胃虚寒，因此还是需要谨慎一点，别用太久了。

小便黄赤是哪儿有火

小便黄赤是临床常见的一种症状，基本上每个人都会有小便黄赤的经历。很多时候，小便黄赤过几天之后就会自然好转，如果你发现自己持续小便黄赤，就要考虑去看医生了。

中医认为小便黄赤是因为心火下移于小肠，导致出现小肠火，因此才会出现小便黄赤的临床症状。我在这里推荐的方子叫作“导赤散”，里面只有四味中药，但是却能很好地治疗小便黄赤。

导赤散中的几味中药分别是竹叶 12 克、甘草 9 克、通草 12 克、生地 12 克。其中，竹叶清心火，通草通淋，生地清热养阴，甘草调和诸药。诸药合用，共奏清热、泻火、通淋的功效，使得小肠火得以清除，小便恢复正常。

对于容易出现小便黄赤、尿道灼痛的人来说，平时应该注意调控自己的情绪，尽量避免动心火。同时，这样的人最好不要思虑太甚，长时间思虑也会耗伤心阴，导致虚火妄行，从而使心火下移于小肠，出现小便黄赤。可以说，小便黄赤重在日常调理。

再补充一点，心火除了容易下移之外，也是很容易上炎的。心火上炎，可以见到舌尖泛红，甚至出现舌尖溃疡的情况。

针对这种心火上炎的状态，有一味中药是比较好用的，那就是黄芩。黄芩主清上焦的火热邪气，心肺属于上焦，所以用黄芩刚好适合，但黄芩的味道比较苦，中医通常会使用蜂蜜进行矫味，大家在家可以用蜂蜜、白糖调味。

最后还要提醒大家一点，要是长时间小便黄赤，并且小便涩痛，伴随小便淋漓不尽，要去医院做一个尿常规，看看是不是有感染，以防尿路感染不能被及时发现而延误治疗。

清热解毒用好绿豆

绿豆是一种很常见的豆类。大家都知道绿豆能够清火，很多人也愿意在夏天的时候喝点绿豆汤。当然，也会有人说绿豆能解毒，所以喝中药的时候，是不能服用绿豆的。这些说法哪些是真的，哪些并不正确，绿豆到底应该如何使用呢?

今天我们要讲的内容就是绿豆的药用价值，以及绿豆的使用方法。

首先，绿豆属于一种药食同源的药物，具体的作用是清热解暑，所以常常在炎热的夏天用来消暑。

因为绿豆有清热解毒的作用，所以也可以被加在清热的中药当中。这样一来，绿豆能够影响中药疗效的说法就不攻自破了。正常情况下，如果患者服用的是清热的中药，搭配着绿豆水一起服用，就会起到更好的清热效果。

现在我们再来说一说绿豆的解毒作用。绿豆的解毒作用其实就是清热作用的体现，它主要解的也是热毒。如果患者感了热邪，比如说是大头瘟这种比较严重的热邪，可以辅助用绿豆这味中药，配合着其他的方子，能锦上添花，更好地起到解毒的效果。这和上面我说的清热作用相似，都是用到了绿豆寒凉的属性。

那么，绿豆这种药食同源的中药常见的用法有哪些，哪些用法能让药用价值保存得比较好呢?

绿豆的一般吃法就是煮绿豆粥，这样绿豆和绿豆水都会被吃掉，清热的效果比较好。还有一种吃法是煮绿豆水，只喝水而不吃绿豆，因为这种方法只用了绿豆皮的功效，所以清热的效果没有绿豆粥那么好。但是中医认为皮能够利水，所以绿豆水比较适合夏天暑湿比较严重的时候饮用。

除了做粥、煮水之外，绿豆还可以做成糕点。因为做成糕点的绿豆用量一般不会很大，所以清热的力量也不大。另外，绿豆糕中加入的糖分是很多的，所以糖尿病患者不适合吃绿豆糕。

除了吃之外，绿豆还可以配上蚕沙做枕头。这种枕头针对那些经常上火、头痛、阴虚阳亢的患者是很适用的，可以清热明目、安神、清肝。

综合来看，要清热解毒，还是喝绿豆粥和绿豆水效果比较好。夏天的时候，大家可以适当多喝一点。绿豆比较寒凉，所以冬天就不适合多吃了。

养阴清热用鲜药

我们现在一提起中药，首先想到的就是干的中药饮片。这是由于中药材大多要炮制加工成干品才更易储藏存放，尤其是古代，保鲜技术不完备，大部分药物都要加工成饮片才方便流通、储存。即便这样，鲜药还是在中药材中占有一席之地，这就说明了鲜药的不可替代性。

中药材的鲜品确实有着独特的优势。首先，鲜药汁水丰富，其养阴清热之力强于干药，在治疗热性疾病、阴液耗伤等疾病时，能发挥更好的疗效。

其次，有些药材的药效发挥就是在于汁水，例如能润肺止咳的雪梨，大家吃鲜梨和吃梨干肯定不一样，所以使用鲜品才能发挥其最大的药效。

鲜药正是因为其不可替代的药效，所以才一直沿用至今。很多我们熟悉的药食两用的药材都可以使用鲜品，例如雪梨、荸荠、甘蔗、生地黄等。

鲜药的汁水更善于清热养阴，因此常用来治疗热盛津伤等证，如发热过后口干、口渴、舌红、少苔等。

中医著名的经典著作《温病条辨》中，就专门记载了用鲜药治病的例子，最具代表性的就是雪梨浆和五汁饮，主要针对的就是咽干、口渴等肺胃有热的症状。

雪梨浆的制作方法很简单，将一只雪梨切成薄片，浸入盛满凉开水的凉杯中，静置2小时以后即可服用。

五汁饮主要用到五味鲜药：梨、荸荠、鲜芦根、鲜麦冬、鲜藕。取等量的这五味鲜药，然后把它们切成小块放入榨汁机，榨取鲜汁备用。服用的时候以1 ：10的比例兑入凉开水。如果不喜欢饮凉水，也可以兑入温水饮用。

这两个方子都可以治疗由热盛伤阴导致的口渴，其中五汁饮的寒凉之性更大于雪梨浆。这里跟大家强调一下服用方法，只要出现口燥咽干的症状就能服用，每日不拘次数，以舒适为度，但是不能过量，服用雪梨浆每日不超过800毫升，五汁饮的原汁不能超过80毫升。

这两个方子很适合我们平时饮用。由于北方的冬季家家都有暖气，南方很多人会开空调或“小太阳”取暖，这些因素都会导致肺阴耗伤；再加上现代人喜食辛辣、油炸，加重了胃火，进而导致肺胃有热的人不在少数。

大家平日里只要感觉口干舌燥，甚至咽中有黏痰难咯，都可以服用雪梨浆。如果服用三天以上效果不佳，可以用五汁饮再服三天，症状就会有明显改善了。但是大家也要注意，它们毕竟是寒凉之品，不能当作饮料大量饮用，病除就可以停止了。

第九章　四季养生皆有法

想要让身体随时随地保持一个良好的状态，不是说你把脾胃调理好了，气血养足了，大小便和汗毛孔也很畅通，就可以一劳永逸。我们每天的工作生活处于不断变化之中，身体也是一样的，它非常聪明而敏感，会根据周围的自然环境和时令节气做出调整。因此，我们养护身体的时候，也要顺势而为，顺时而动，在每个时间段都要做得正确。

春夏要养阳，秋冬要养阴

中医有这样一句话，叫作“春夏养阳，秋冬养阴”。这是什么意思，又有哪些道理呢？

首先我来说一下什么叫作“春夏养阳”，以及如何保养阳气。春天，人体的阳气开始升发，到了夏天，人体的阳气也升发到了极致，也就是阳气最盛的时期。这些充盛的阳气都是浮跃在身体的表面的，所以在春夏季节，人体内部的阳气其实是不足的，而身体内部还是以阴为主。

那么，春夏季节应该怎么去养阳气呢？由于春夏季节脾胃的阳气比较弱，所以养阳应该从脾胃入手，可以定期喝一点姜丝水。在炒菜的时候，放点姜丝在里面，就能够很好地起到温养中焦的作用。

同时，立夏以后，就不要吃雪糕、冰淇淋之类的生冷之物了，否则可能导致身体内部阴气更甚，同时更加伤害阳气。中医讲究三伏天的养生，三伏天最好的养生方法就是戒掉寒凉的食物，这对人体的阳气是一种大大的保护。

接下来我们再说一下“秋冬养阴”。秋冬之时天气比较寒冷，人的阳气就开始内收，当阳气收进体内的时候，人体内部的阳气就比较旺盛了。虽然环境比较冷，人体内部阳气却一点儿也不少。当阳气多的时候，阴液就会相应地被消耗一些，所以在秋冬季节，人体相对来说就会比较干燥一些，就应该养阴。

秋冬季节的养阴方法，还是推荐以清淡的药膳为主，常用百合、枸杞子、石斛、玉竹等滋阴的药材，可以用这些药材煲汤，其中百合和枸杞子还可以用来做粥。

这就是“春夏养阳，秋冬养阴”的基本原则以及养生方法。养生还得顺应四时，这也是与中医“天人合一”的思想相统一的。

春天到，升发阳气很重要

刚才我们提到了，中医讲究人的养生应该与四时相应，顺应自然顺应天，才能做到真正的养生保健。

春天是一年的起始季节，草木复苏，到处一片欣欣向荣。这个季节是阳气升发的季节，阳气的升发能够赶走整个冬天的寒冷阴郁，所以春天是繁华的。

看到了自然界的春天，我们要明白，人体在春天其实也是和自然界一样的。人体也遵循自然界的一些规律，春生、夏长、秋收、冬藏，这些都是人与自然相通的一些表现。那么，人在春天应该注意哪些生活习惯，怎样养生保健才能拥有健康身体呢?

首先，应该顺应自然界升发的气势。人在这个时候，最好是穿宽松的衣服，让身体自由舒展，阳气得以升发。同时，对于女性来讲，最好将头发散开。散发宽衣，都是帮助阳气升发的一些生活习惯。

在心情上，不可以大喜大怒，过盛的情绪变化容易影响气机的运行，阳气升发就会受到一定的影响。春天的阳气能否正常地升发出去，还会影响夏天时人的身体状况。人的身体一般对于不好的状态不会马上做出反应，而是可能会在下一个季节应答，这就叫作“春伤于风，夏生飧泄”。这个“春伤于风”不仅仅是指伤于风，其实包括的是春天一切不顺应自然的习惯，这些都会对人体造成不良影响。

在春天，饮食上也要多注意。天气乍暖还寒，人体很多时候还没有完全适应，所以切记饮食不可贪生冷之物。每天可以饮用少量玫瑰花水，以帮助顺畅气机，一般用玫瑰花 8 ～ 10 朵就可以。

另外，春天要多运动，不要久居室内，运动也是升发阳气的一种方式。首选户外运动，健身房内的运动升发阳气的效果比较弱。

总而言之，春天是一年之始，一年的阳气升发全在春天，所以在立春以后，就应该注意这些养生习惯。升发好了阳气，才会在这一年余下的每天中精神饱满，对这一整年都大有裨益。对于很多生活习惯不佳的人来说，春天阳气升发不好，一年下来大部分时间都是在赖床、晚睡中度过，这其实就是阳气升发不上来的一种表现。

用好薏米，夏天祛湿不伤正气

提起夏天，大家马上会想到一个字，那就是热。有了热，就需要降温。现代的降温途径主要靠空调，凉快倒是凉快了，但是会产生湿。

也许大家会纳闷，为什么吹空调会产生湿，下面我给大家讲讲。夏天本身就是一个湿气旺盛的季节，所以在夏天第一是注意预防湿气产生，第二就是如何祛除湿气。

先来说说这个湿气的产生吧。对于城市中的很多人来说，产生湿气的最常见原因就是吹空调。因为夏天的时候，天气比较热，人的毛孔是张开的，突然进入一个空调房间，毛孔就会迅速闭合，很多代谢产物包括水湿之类的就不能及时代谢出去。防治的方法就是尽量少吹空调，或者把空调的温度往上调，尽量不要与外界温差太大。

产生了湿气之后，要怎么祛除呢？我要推荐的这种食物很常见，也很有效，那就是薏米。薏米祛湿的功效相信就不用我赘述了，但凡对养生有所了解的人都知道。这里我主要讲一讲薏米有哪些新的吃法和用法，另外就是薏米是不是适合所有人。

第一种用法是比较新奇的，就是用薏米和柠檬搭配，制成祛湿减肥茶。做法是取一把薏米煮水，水开之后，再加入柠檬冲泡。因为柠檬不适合长久煎煮，所以就采用冲泡的方法，一般一个鲜柠檬配合一把薏米就可以。柠檬薏米水比较适合体内湿气比较重而导致肥胖的患者，还可以美白皮肤。需要注意的是，这里的薏米用量不要大，大了就会变成粥。

第二种用法是搭配着红豆和山药，做成红豆薏米山药糕。这种食物的热量比较低，另外薏米和红豆都是祛湿能力比较强的，所以适合减肥。山药又能够健脾，会保护脾胃，不至于让薏米的寒凉给脾胃造成负担。

红豆薏米山药糕做起来也不费劲，就是将薏米和红豆泡软，然后将红豆、薏米和山药都蒸熟，山药捣成山药泥，然后把红豆和薏米倒在山药泥中，用保鲜膜包着，压紧，就做好了。这种食物既能够增加饱腹感，能量又比较低，还能利水和健脾，比较适合需要代谢水湿的减肥之人服用。

第三种是做成山药薏米排骨汤，比较适合那些湿气比较重，且伤及了人体的正气，使得气血比较虚弱的人补身体用。除了补养，它同时也能祛除湿气。具体的做法就是先将排骨切成小块，然后用热水过一遍去除腥味，再把薏米和山药一起加入锅中进行炖煮，最后根据自己的口味加入适量的调味品即可。

以上我说的三种薏米的用法，都是药膳的方式，大家可以根据需要自行选择，但是薏米也不是每个人都适合的，所以上述的药膳也不是适合每一个人的。

首先，脾胃虚弱的人是不能服用的；再就是正在经期或者孕期的患者是不适合服用的；还有就是手脚冰凉的患者不适合服用。另外，薏米制品尽量不要冷藏，因为冷藏的薏米会伤脾胃。

夏季上火不犯愁，多食莲藕可去火

不知道大家是否听说过“男不离韭，女不离藕”这句俗话，有的人可能听说过另一种说法——“男不吃韭，女不吃藕”。为什么两种说法会截然相反呢？哪句话才正确呢？

在揭晓答案之前，我想先说一下食补的问题。食补是根据自身的体质情况选择偏性食物来调整身体状况，以求维护健康或治疗疾病的饮食方法。食物和中药一样有四气五味，应该按照《黄帝内经》“寒者热之，热者寒之”的原则合理选择。

韭菜是温热性质的食物，莲藕是寒凉性质的食物，应该按照不同的需要来选择。说“男不离韭，女不离藕”，是因为韭菜和莲藕分别适合男性和女性的体质特点。韭菜有补阳作用，而男性最该关注补阳；莲藕有滋阴、生津、养血等作用，而女性因为经期、生育等容易气血不足，吃莲藕可以养血、滋阴润燥。而换一个角度，男性属阳，女性属阴，吃补阳的韭菜和滋阴的莲藕不利于保持阴阳的平衡，所以又说“男不吃韭，女不吃藕”。

这样看来两种说法都有道理，究竟孰对孰错，既要看具体的人群和体质，又要看食用的时节。

炎炎夏日，大家此时都有疲乏、困倦、上火的感觉。相信不少人都得过口腔溃疡吧，这就是上火的常见表现。不过，导致口腔溃疡的可能是实火，也可能是虚火，这个应该分清楚。

实火导致的口腔溃疡中间基底部凹陷，四周隆起，疮面红肿，覆盖着黄苔。患者的溃疡多数不止一个，自觉灼热、疼痛。除了口腔溃疡，实火的人还有面赤唇焦、口臭口苦、烦躁口渴、咽喉疼痛、便结尿赤、舌红苔黄等表现，这都是热邪炽盛引起的。

而虚火导致的口腔溃疡虽然也是中间基底部凹陷，四周隆起，但是疮面不红，表面覆盖的是白苔。虚火的人还常有气短乏力、口干不渴、大便稀软、舌质不红等表现。虚火的人不是因为体内有火，而通常是由脾胃虚弱而导致的虚火上炎。

对于实火的口腔溃疡，可以采用食疗中的清补法来调理。我给大家推荐一种老少皆宜的清补食物——莲藕。

莲藕是一种南方常见的时令食物。它原产于印度，后引入我国，至今已有三千余年的栽培历史。江浙一带的藕品种质地优良，肉质细嫩，鲜脆甘甜，是食之上品。选购莲藕时，应该选藕节短且粗壮的为宜；从藕尖开始，第二节莲藕最佳。断了的莲藕不要购买，会进去泥沙和其他污物，不卫生。如果发现莲藕表面发白、有酸味，也不要购买，这种藕进行了漂白，不宜食用。

中医认为，莲藕属于清补食物，最适合春、夏、秋三个季节进补，有清热去火、补血养血、健脾开胃等作用。此外，中医认为莲藕还有益血生肌的作用，所以在神话传说中莲藕被用来当作哪吒的肉身。唐代文学家韩愈对莲藕曾有“冷比霜雪甘比蜜，一片入口沉疴痊”之赞，就是夸赞莲藕色白如雪，嫩脆甜爽，有治疗口腔溃疡的功效。

不仅莲藕用于清补，莲花、莲叶、莲子都具有食补功效。比如莲花具有疏肝解郁的作用，日常喝点花茶可以让心情愉悦起来。莲叶具有降脂减肥的功效，10 克荷叶加 10 克决明子、10 克菊花，经常代茶饮用，可以降脂减肥。莲子有宁心安神的疗效，煮点银耳莲子羹，可以帮助调整睡眠，也是女性喜欢的滋补佳品。

长夏养脾排毒可用藿香

中医讲究天人合一，人要顺应时令养生，所以四季养生方法是不一样的。但不知道大家是否听说过，除了春夏秋冬，还有一个长夏。

长夏这个概念有不同理解，但我们一般理解为农历六月，脾主长夏，病困湿热。长夏是一年中最热的时候，湿热正盛，人会感到四肢比较困倦、乏力，而且懒得动。这是因为太阳光非常强烈地灼烧着地面，暑气往上熏蒸，水湿不绝，导致我们体内的湿热较重。

对中医养生有所了解的人都知道，在五行与五脏和季节的对应中，夏季对应的是火，是心。但是长夏呢，它对应的是土，是脾。因为这个时间段，正处于夏季的末尾，快要进入秋季，所以是火土相生之时，是特别煎熬的一段时间。

虽然这段时间经常遇上“桑拿天”，但我还是要提醒大家，要晒晒太阳，出出汗。因为这一时期，人体的阳气在外面的居多，体内阳气不足，所以要晒太阳来补阳。当然，你不能大中午去晒，上午十点钟之前的阳光比较好，不算太强。

同时，还要确保自己适度出汗。出汗是排毒的重要方式，对古人来说长夏出汗根本不成问题，自然环境会让大家汗如雨下。但现在有空调，好多人常年不出汗，这不利于体内的浊气和毒素排出，不利于健康。所以，早晚不太热的时候，应该活动活动，让自己出点汗，排出湿毒和脾胃的积毒，这对秋冬季节的健康很关键。

另外，很多人会发现自己在这段时间胃口不好，可能觉得天太热，没胃口很正常。其实不是这样的，根源是你的脾被暑湿所伤。由于脾是恶湿喜燥的，所以它很不喜欢长夏的湿热，容易受损，所以我们要像明代大家张景岳所说的那样，“春应肝而养生，夏应心而养长，长夏应脾而变化，秋应肺而养收，冬应肾而养藏”，在长夏好好养脾。

在这个季节养脾，跟其他时间还不一样，既要去火、祛湿，又要兼顾心脾。我给大家推荐的药材是藿香。由于藿香正气水是解暑必备药物，所以大家对藿香都有所耳闻。但藿香正气水太难喝了，我们其实可以直接用藿香，不仅口感好，效果也相当不错。

藿香几乎是为长夏而生的一种药材，可以帮我们解决长夏时节遇到的各种问题。大家可以去药店买一些藿香，买上二两就可以，这是半个月的量。回家以后把这二两藿香分成 15 等份，每日取 1 份加水，水烧开后用小火煎煮 10 ~ 15 分钟就可以，因为芳香的药材不适合煮太久，以留住可以治病的芳香之气。

如果你所在的地区本身产藿香，那就更好了，用你本地所长的鲜藿香叶子或者茎，直接煎水就可以。由于是新鲜茎叶，所以只要煮 5 分钟就可以。

入秋防温燥，桑杏汤、开天窗

温燥是比较常见的一种邪气，一般在秋天容易感邪，因为秋天天气逐渐开始从夏天的潮湿转变成干燥，同时加上刚刚从夏天转换而来的热邪，两者夹杂着，就成了所谓的温燥。

温燥者常见的临床表现有：皮肤干燥，口干，鼻干，咽干，有时候会有鼻腔出血的情况，大便有时候偏干，小便短黄，咳嗽，痰黄量少，有的时候痰中带血。

温燥伤及了身体的阴液，所以才会出现身体各个部位干燥。同时，温邪还能煎着津液，津液煎着之后，就变成了痰液，而且这种证候的痰液是很黏稠的。

那么，大家要是在自己身上感受到了温燥，应该怎么解决呢？今天我也给大家带来了一个小方子，主要的适应证是感受温燥之后，身体各个部位偏干燥，并且有咳嗽、咳痰等表现。

方子的名字叫作桑杏汤，也是一个古方，是从古流传至今的。主要的用药有桑叶、香豆豉、浙贝、栀子皮、梨皮、沙参皮、杏仁等。这些药物中清热的药物是浙贝和栀子皮，能够克制温燥中的温邪；润燥的药物有梨皮和沙参皮，能够克制温燥中的燥邪；杏仁能够止咳。这些药物合用，能够起到清热润燥的作用，而且这个方子止咳的效果是很好的，它所止的咳嗽一般是燥咳。

这个方子我们用了一种方法叫作“开天窗”，这是针对燥邪特有的方法。因为温燥之邪郁闭在体内，千万不能去滋阴，应该做的就是开天窗，使得邪气能够透发出去。要是用滋阴的方法会怎么样呢？那就是暂时会缓解一些燥热的症状，但因为是将邪气压制下去了，所以在不久之后，会有一个更强的反击。

我上面这一段要告诉大家一个什么道理呢？就是说感受了温燥之邪，千万不要用炖梨汤之类的很滋补的药物，这些药物虽然能够暂时减轻病情，但却不是长久之计。

“开天窗”是能够彻底治愈温燥的一大原则，希望大家能够学会使用这个方子，知道一些基本的医理。至于具体的用量我没有给大家，因为要是温邪更重一些的时候，清热的药物就会用得多一些；要是燥邪更严重的时候，滋阴润燥的药物就用得更多一些。所以这个具体用量，还是需要医生辨证之后，开出相应的药剂，大家再拿回家服用。

深秋养生要温补

说起深秋，可能有很多朋友还不知道深秋是几月份，所以我先给大家说一说传统文化中对秋天的分类。我们是把秋天分为三个阶段的，分别是早秋、中秋和晚秋。早秋一般对应的是八月份，这个时候天气还是比较温热的；中秋是在九月份，天气已经开始慢慢转凉；晚秋也就是深秋，在十月份，这个时候天气已经比较凉了，穿的衣服也比较厚实。今天我们讲的晚秋的养生，其实也就是每年十月份左右的养生知识。

十月份进补一个大的总纲就是要温补。老百姓常常说，要贴贴秋膘，其实这个贴秋膘就是说秋天是需要补的意思。秋天也确实需要补一补。

深秋适宜温补，也就是说，进补的食物最好是温性的，或者是平性的，凉性的食物要少吃。一般来说，温性的食物包括鸡肉和羊肉，秋天的时候多吃点是比较合适的；牛肉性平，吃一点也无妨；凉性的食物就要少吃点了，包括鱼肉、蟹、猪肉。从养生保健的角度来看，秋天的时候吃大闸蟹是不合理的，因为大闸蟹是比较寒凉的食物。

说到大闸蟹，我忍不住想提起一个人，就是《红楼梦》中的贾母。

贾母是很会养生的，到了八月十五吃螃蟹的时候，贾母是只吃两个就要停下不吃的人，因为多吃了会凉到自己，可以说是很会养生了。

秋天是不适宜吃很多螃蟹的，尤其是脾胃本来就虚弱的人，就更不适合吃了。那么秋天有没有什么小的养生方呢？今天我也做一个推荐。

大家可以喝点当归羊肉汤。这个方子最早是用来祛除子宫中的寒凉的，要用在女性身上。现在作为养生保健的常规方法，大家在家中也可以煎煮来吃。但是古书中生姜和当归的量是比较大的，这里我们可以做一个改进，在 500 克羊肉中加入 10 克左右的当归，配合着三片生姜即可。

冬天进补用好膏方

民间有一种打趣的说法叫“冬天进补，来年打虎”，说明大家公认冬日进食补益作用的药物或食物，对身体健康很有好处。那为什么冬天要进补呢?

中医讲“春生，夏长，秋收，冬藏”，冬天就是一个封藏的季节。一方面，冬天很冷，我们需要更多的热量；另一方面，冬天脾胃功能也比较旺盛，这时候进补，我们可以更好地吸收，这样就能为来年春天打下良好的基础，来年少生病或不生病，这就是我们常说的“三九补一冬，来年少生病”。

今天我给大家推荐的是一种冬日进补的有效药物形式——膏方。膏方又叫膏滋方、药膏等，是中药的一种剂型，是将大量有某种或几种治疗作用的药材，按照一定的配伍原则进行加减组方，煎煮、浓缩而成的浓稠的膏状液体。

膏方有很多好处，不光能滋补强身，还有治病防病、延缓衰老的作用。因此，膏方非常适合老年人、慢性病患者、手术后的人调理身体。

中医讲“汤者，荡也”，中药汤剂治疗急性病比较适合，慢性病需要长期调理，所以用膏方就很合适。一则每天煎药比较麻烦，不利于长期服药的依从性；二则中药汤剂味道偏苦，口感不好，患者长期喝肯定受不了，而膏方除了中药的饮片以外，还会放一些矫味剂，像蜂蜜、木糖醇等，还会放入阿胶、鹿角胶、龟板胶等胶类，口味比较好。

很多高血压患者，遇到冬季进补的问题就很矛盾，因为冬天天气变冷导致血管收缩，所以冬季是高血压的高发期。有研究表明，冬季高血压的发生率是夏季的 2 倍。在冬季，不进补怕身体亏了，补的话怕血压升得更高。这里我就专门来讲讲适合高血压患者的膏方。

有一个患者，是一位 80 多岁的老人，她除了高血压，还有支气管哮喘，因此在服用的降压药物品种上比较受限制。血压夏天还将就，一到冬天就控制不好，收缩压最高能到 180 毫米汞柱，所以希望能用中药的办法来加强降压效果。

可是老太太怕苦，不想吃汤药，我就给她开了降压膏方，一到冬天就用降压药联合膏方一起治疗，血压控制得非常好。

这个能降压的膏方叫加味红龙下海膏。主要组成有：怀牛膝 300 克、川牛膝 300 克、天麻 300 克、钩藤 200 克、川芎 300 克、葛根 300 克、地龙 300 克、海藻 200 克、阿胶 200 克。

很多高血压患者都有腰腿酸软的症状，怀牛膝能补肝肾、强腰膝，进而改善这种症状；川牛膝能活血通络，有引血下行的作用；天麻是治疗眩晕的良药，很多人头晕时服用天麻，单味药就能起到很好的作用；钩藤能平肝息风，与天麻搭配能明显改善血压；地龙能活血通络；海藻化痰散结；川芎能上行头目，下行血海，活血行气，能很好地改善头晕头涨的症状；葛根有升阳作用，能将清气上提，使浊气更好地沉降；

阿胶能增稠，在这里可以作为黏合剂，并且有生血养血的功效。

膏方一般一次制作一个月的量。首先，我们要将所有药材放入容器中，加上3倍的清水，浸泡一夜，这样可以让药材中的有效成分更容易煎煮出来。然后，将泡好的药材加上浸泡的水一起煎煮1小时，倒出药汁过滤后备用；再在药材中加入适量温水，继续煎煮1小时，将两遍的药汁混合，倒入干净的容器中小火浓缩，熬至药液浓稠，放入阿胶继续熬至挂起，加入红糖搅匀关火即可。

大家将熬好的膏方倒入干净的容器中，放凉后密封起来，放到冰箱保鲜层冷藏。每次服用的时候，用干净的汤匙舀1匙，每日2次。

冬天易上火，备好这款茶

冬天一到，不用别人提醒，人们往往会自觉大量进补温性的食物，比如火锅中的羊肉、烧酒等。这固然可以御寒，然而如果经常这样吃，就会出现体内火气偏盛的情况，也就是大家常说的上火。

今天我给大家推荐一款防治冬天上火的茶，我们就暂且叫它降火茶吧。

降火茶的方子很简单，只有金银花和麦冬两味药。

金银花有“塞外龙井”之称，它擅长清热解毒，利咽喉，通便，能够治疗火气上炎。金银花是一味很好的中药，单药的降火效果就很好。如果你是易上火体质，平时就可以经常泡点金银花茶来喝，能够达到降火的效果。

而麦冬是一味很润的药，这个从它的药物特点上面就能看出来。麦冬的润表现在它善于补阴。由于麦冬能够入肺经，所以对于肺燥的疾病，用麦冬来补阴降火，效果就很好。

这两味药配伍，既能够清热，又能够补阴。因为一般有热的情况下，都会伤阴，就好比用柴火煮水，当火特别旺盛的时候，水会越来越少的。所以一边去火，一边要滋阴。

这个降火茶做起来也比较简单，金银花 3 克、麦冬 6 克是每日的量，可以煮 5 分钟，也可以代茶饮泡水喝。对于脾胃不太好的人，可以酌情减一些金银花的量，以防伤及脾胃。

对身边的人，这款降火茶我一般都会推荐，尤其是到了春节前后，因为春节前后人们一般会大吃大喝。这时候，吃进去的那些食物，消化不了的部分就会转化成多余的热，比如会在面部长痘，后背出疱。这些都是上火的表现，这种情况都是可以喝这款降火茶的。

到了冬天，如果上火，不妨试一试这款降火茶，它可以帮你轻松解决掉上火小问题。

第十章　情志通畅有妙方

『四通』保健法中的情志通畅在我看来是一个非常关键的内容，其地位从某种意义上来说，甚至超过了其他『三通』。为什么呢？百病从心起。我们很难想象一个整天愁眉苦脸、郁郁寡欢的人身体能有多健康。虽然短期看不出什么，时间久了，各种慢性病甚至致命的顽疾都会找上门。所以，保持情志通畅，要多重要有多重要。

不良情绪有害健康

情绪和健康之间是相互影响的，相信大家比较好理解。我们可能都经历过，情绪变化时往往伴随着生理的变化。例如恐惧、焦虑会导致腹部疼痛；挨批评、内疚会导致关节炎；压力过大易致哮喘；经常愤怒的人容易有口臭。当健康出了问题，情绪就会受到影响；同样的，不良的情绪也会影响健康。这些疾病涉及多个系统，主要包括：

1. 循环系统：高血压、高脂血症、动脉硬化、冠心病；

2. 消化系统：消化系统溃疡、习惯性便秘；

3. 过敏性疾病：支气管哮喘、荨麻疹；

4. 皮肤病：神经性皮炎、牛皮癣、湿疹；

5. 儿童疾病：厌食、遗尿、夜惊；

6. 男科、妇科：性功能障碍、不孕不育、月经紊乱；

7. 其他：类风湿性关节炎、肿瘤、糖尿病。

然而，情绪问题是每个人都会遇到的，谁都不敢保证自己总是波澜不惊。但我们每个人的人生境遇不同，身体状况不同，处理情绪问题的能力也不尽相同。有人可以控制情绪，降低对身体的伤害；有人任由不良情绪在身体里肆虐，造成不可逆的巨大伤害。

因此，我在这里提醒大家，下一次你生气、着急的时候，一定提醒自己“生气伤身”，不要任由情绪主导自己。先做几个深呼吸，一方面可以转移注意力，另一方面可以减缓心率，降低血压，降低不良情绪对身体的伤害。

除了靠自身意志调节，中医也有一些调节情绪的小窍门。我在这里教大家一个简便易行的方法——点按内关穴。

内关穴是手厥阴心包经上的穴位，位于腕横纹中点直上三横指的位置。这个穴位能宁心安神、理气止痛。当大家觉得心情郁闷或者要发脾气的时候，可以找到内关穴，用拇指指腹按压。先顺时针揉按 2 秒钟后抬起来，停顿 2 秒钟后再次按压，每侧穴位做 15 组即可。一般做完以后，情绪就能得到控制，大家可以试一试。

想太多睡不着，用这个方子调

我们身边的失眠患者应该有不少。有些患者是因为自身有相应的阴阳失调的病因，才会出现失眠的病理表现；还有一部分患者没有相应的基础病因，他们的病根在于想太多。

“想太多”在中医里面又叫作思虑过重，是一种容易伤身的习惯。不管是日常生活中还是文学作品中，有这种习惯的人还真是很多，而且大多是脑力劳动者，最典型的人物形象可能就是林黛玉了。

每天想太多，按说能把事考虑更周全，可是这样的患者很容易出现失眠症状。这也很好理解，大家平时没什么事情的时候，睡眠都是很好的；要是第二天有面试或者考试之类的重大事件，就可能失眠，这种失眠就是由思虑过重导致的。

治疗因思虑过重导致的失眠，我们用的方法就是安神，酸枣仁就是很好的安神药物。

这里我推荐给大家的是一个安眠成方——养血安神膏，大家可以在考试、面试之前，或者有事情比较心烦的时候，服用一小段时间。因为这种类型的失眠者本身不属于病态，只是由于要想的事情或者是要记的事情太多了，所以心神是涣散的，才会出现失眠。这样的失眠一般会在相应的事情过了之后有所缓解，所以服用中药的时间也不用太久。

这个养血安神膏所用的药物有酸枣仁 150 克、丹参 75 克、当归 75 克、大枣 75 克、阿胶 75 克，这些是一个月的用量。大家可以在药店熬好后，放在家里备着，睡觉之前就吃上一袋膏方，直到不再失眠。

方中的酸枣仁是安神的良药，功效是安神助眠；丹参和当归能够补血、养血兼活血；大枣和阿胶能够养血补阴。上述药物合用，能够起到养阴、安神、补养心血的作用。

但是，药物终究是救急的，谁也不想让吃药成为常态。为了彻底治疗由思虑过重导致的失眠，最为重要的还是调整好自己的心态。有的时候，药物的疗效甚至会被我们自身的情绪和心理状态打败。比如，焦虑会加重失眠的症状，甚至也会阻碍治疗，所以调整好自己的心态，是治疗失眠的第一步。

另外，上面这个方子除了适合面试、考试等需要思虑的人群服用之外，还适合平时心气不足、心血不足的患者作为日常调理之用，可以说是一方几用。

思虑过度伤脾胃，喝二皮饮

刚才我们讲过，有一部分患者是因为思虑过度引起失眠。除了导致失眠，思虑过度还容易伤脾胃。所以，现代人的睡眠、脾胃健康往往很成问题。

为什么呢？因为现在很多人的生活压力比较大，不得不想太多，常常是手头做着这件事，心里还想着那件事，脑中千头万绪，根本没有停歇的时候。

这就是中医说的思虑过度。这种状态似乎是科学家和研究者必备的，然而，时间久了以后，脾就会吃不消。

中医说“思则气结”，这是什么意思呢？指的是长时间的思虑，能够将气机郁结。正常情况下，人体的气机应该是比较舒畅的；当思虑过多的时候，气机运行就会出现障碍。这种情况下就影响了脾胃的消化功能。

因为身体的消化功能需要脾胃之气的受纳和腐熟，当气机运行出现障碍的时候，可想而知，怎么去受纳和腐熟呢？这个时候，胃病就会慢慢出现。

那么，如何治疗这种因为思虑过度导致的脾胃疾病呢？治疗的第一点是控制自己的思绪，尽量不要过多思考，让大脑和心脏也休息休息，这对于症状比较轻的患者是管用的。

但是，对于已经气结很重，脾胃功能已受到严重影响的患者，就需要采取一些补救措施了，比如，我们可以用代茶饮进行调理。

这里我给大家推荐的代茶饮由两味中药组成，分别是陈皮和青皮。这里面陈皮的作用是理气健脾，青皮的作用比陈皮要大一些，破气的力量更强一些，所以二者搭配，比较适用于气结脾虚的情况。

青皮与陈皮这两味药全都是橘皮，只不过是典型的一物两用。陈皮是橘黄色的，是成熟的果皮；青皮是青绿色的，是未成熟的果皮。当然，也可以用未成熟的幼果。青皮和陈皮的区别，就在于成熟与不成熟。不只是取材上如此，在功用表现上，也是如此。

陈皮色黄入脾，五行属土，更加中正平和。陈皮与青皮的功用虽有相似，但个性却大大不同。陈皮虽然也是味辛、苦，性温，但归经却是脾、肺经，所以其治疗的主攻目标在于中焦的脾胃疾病。陈皮善于理气运脾、调中快膈，既可以用于治疗由脾胃气滞导致的脘腹胀痛、嗳气，由胃失和降导致的恶心、呕吐，又可以用于治疗由肝气乘脾导致的腹痛、腹泻，由气虚食滞导致的消化不良等症。总之，只要是中焦脾胃的气机不畅，都可以用陈皮来调理。

陈皮归脾、肺经，还有燥湿化痰的功效，可用于治疗湿浊中阻导致的各种问题。比如由湿邪困脾导致的胸腹胀闷、大便溏薄，或是由痰湿壅肺导致的咳嗽痰多、气逆等症。陈皮既善于理气，又能够燥湿化痰，因此对于脾肺两脏的痰与湿，都有着非常好的疗效。

青皮色青入肝，五行属木，与春天的生发之气相应。其性温，味辛、苦，归肝、胆、胃经。青皮冲劲十足，最善疏肝破气、散结消滞，如同急先锋。青皮治疗的疾病是沿着足厥阴肝经、足少阳胆经的循行路线分布的，一则可以治疗由肝气郁滞导致的胁肋胀痛，二则可以治疗由肝气郁滞导致的疝气疼痛，三则可以治疗乳房的胀痛、肿痛、结块，可用于乳腺增生。

此外，青皮还归胃经，对于胃中的气滞食积，有很强的消积散滞功效，可以有效解除胃脘部位的痞闷胀痛。中医讲“辛开、苦降”，青皮一味药就兼具辛、苦两种味，而且辛温香窜，所以性质峻烈，破气力强，简直没有它冲不开的肝胃气滞。

对于一般人，陈皮可以用 15 克，青皮用 5 克，每日代茶饮即可。等到自己感觉脾胃功能好起来的时候，将青皮减掉，每日只喝陈皮水，连续服用到没有症状即可。当然，如果你拿不准自己的症状是否比较严重，也可以请医生给你酌情定量。

但不管怎样，大家对于自己日常思虑过度这件事要重视起来。思虑过度导致气结，而气机运行不畅不仅仅是脾胃病发生的病因，还是很多疾病的病因。“百病由气起”，谁也不想看到这种局面，所以调理好自己的情志，是对每一个人都适用的养生大法。

情绪焦虑血压高可用二至丸

焦虑是一种常见的临床症状，很多人都会有焦虑的表现，比如在工作不能及时完成的时候，在谈判不知道如何进行下去的时候，在孩子的学习成绩总也上不去的时候……不同情况导致的焦虑都会让人心情烦躁，心绪不宁。焦虑除了影响心情之外，对血压的影响也是很明显的。

很多焦虑的人都会有高血压；同时，37%左右的高血压患者会有焦虑表现，焦虑和高血压之间是一种恶性循环的关系。

如果是单纯由于血管和供血量的问题导致的高血压，用药物治疗起来相对还是比较容易的。但是，如果高血压是由于焦虑导致的，治疗起来就比较困难，降压药很难有效控制。所以由于情志导致的高血压，最好还是通过情志来解决。

很多时候，人们也想控制自己的情志，现实情况却往往是越想控制自己的脾气，就越难以控制，其实这也跟自己的肝脏功能失调相关。所以，大家在控制自己的脾气与情绪的同时，还可以通过滋补自己的肝肾，来间接地调整脾气。

另外，很多由情志原因导致高血压的患者都是老年人。除了肝脏需要调理之外，肾脏也是需要调整的，也就是需要补肾。因此在治疗这种由情志导致的高血压时，兼顾肝肾是比较重要的。

这里我给大家推荐一个方子，叫作二至丸，使用的药物是女贞子和墨旱莲，在药店可以直接购买。这两种药物有一个共同点，主要功效都是肝肾同补，能够做到平补肝肾，补阴而不滋腻。这种平补肝肾的方法就比较适合老年人。

所以，如果我们身边有脾气急、血压高的老年人，就可以通过这个方子做基础的调理。要是脾气过于急躁，也可以选择逍遥丸进行调节，这个调节的力量要比二至丸大，但是逍遥丸没有滋补肝肾的功效，大家也可以考虑两种方子同时使用。逍遥丸在药店有成药，大家可以直接去购买。

悲伤情绪的中医疗法

谁都不想有悲伤情绪，但世事无常，我们都难免遭遇悲伤。在悲伤的同时大家也要提醒自己，它伤的不仅是心，还有身。

现代医学研究证实，人在悲伤的时候，体内会产生一种有毒的黏性蛋白，这种黏性蛋白会让人感到特别不适。而这种黏性蛋白只能通过眼泪排泄。科学家做过实验，发现只有悲伤时流下的眼泪才能排出这种有毒的黏性蛋白。

如果这种有毒物质不能及时排出体外，久而久之，身体会出问题，人会消沉、郁闷、身体乏力、厌倦世事等。因此，我们悲伤的时候不要强忍，流泪是人类进化到现在这种程度所产生的一种自我排解和自我宣泄的途径。

具体该怎么做呢？中医讲究整体观念，悲伤的情绪对肺的伤害最大、最直接，但人体是有机的整体，调理时要从全身脏腑功能着手，主要涉及四个方面：

第一，补肺气。我们常说“正气存内，邪不可干”，当肺的能量充足时，就不那么容易产生悲伤情绪，所以肺气不足的林黛玉，就特别爱悲伤。

第二，疏肝解郁。因为肝主疏泄，能够主管全身气机的疏通宣泄。当全身的气周流顺畅，我们的心情就会愉快，器官功能、代谢就会顺畅旺盛。

第三，清肺化痰。人的情绪不佳，会导致全身气机凝滞。体内的水缺少气的推动，就会代谢失调，不能顺利排出体外，停滞在局部聚湿成痰饮。因此我们能看到，情绪悲伤的患者经常多痰、咳喘。

第四，宁心补肺。心主神志，中医认为所有的情绪问题都与心相关。心统筹管理神志的能力增强，情绪就能更好地得到控制。

通过这样的思路遣方组药，我们就能辅助调整悲伤情绪。但不是每个人都愿意就医、吃中药，除了用药以外，还有一些保健方法可以帮我们在日常生活中调理情绪。

这种方法就是拍打手太阴肺经。手太阴肺经从胸部发出，经过上肢内侧的前缘行走至拇指的桡侧，我们可以顺着经络循行的方向拍打。

首先，大家要找到肺经的募穴——中府，大体位于胸部前外侧，锁骨下窝的外侧。大家用手叉腰，会发现锁骨外侧端有一个突起，在突起的下侧有一处凹陷，这就是中府。

我们可以将对侧手指五指并拢，用五指尖端敲打中府 8 次左右，然后将手掌变化为空掌，沿着上肢内侧前缘肺经循行的方向，向下拍打至手腕。完整地从上到下为 1 次，每侧各拍 10 次。

如果在拍打过程中觉得疼痛，或者是中府穴疼痛，说明肺气虚损比较严重，这时不要担心。

调整呼吸也能改善情绪

如果在生活中留心观察就会发现，当人处于不同的情绪中时，呼吸都是不一样的。例如，受到惊吓会倒吸冷气，郁闷时唉声叹气，紧张时急促喘气，悲伤时哽咽抽泣，等等。

情绪与呼吸间的关系的确非常密切。反过来说，如果我们能做一些呼吸方面的训练，不仅能在一定程度上稳定自己的情绪，还能促进身体能量的合成，达到提高免疫功能、延年益寿的效果。

自古以来，懂得养生的人都会通过调整呼吸的方式来延年益寿。正如《黄帝内经》中讲的“呼吸精气，独立守神”，以及《庄子》中的“吹呴呼吸，吐故纳新”，我们能看到，古人非常重视运用呼吸来保养身体。

青海曾经出土过一批彩陶罐，距今有5000多年的历史了，罐子上就画了一个人在调整呼吸。由此可见，通过调整呼吸来强身健体的历史十分悠久。

调整呼吸不仅是对肺有益的一种保健方法，也是对整个人体健康有益的方法，而且呼吸保健法非常简单，人人适用。

大家尽可能在空气好的时候，到空气洁净的地方进行深呼吸。先选取舒适的姿势，站立或者坐姿均可。然后最大限度地用鼻腔吸气，感觉气缓缓吸入体内，沉入肚脐周围，再缓慢用嘴巴吐气，感觉腹部回缩，尽量排出所有气。所以吸气的时候腹部膨胀，吐气的时候腹部内收。

这个过程，就是我们说的“吐故纳新”，能最大限度地张开肺泡，吸入更多氧气，排出二氧化碳，还可以锻炼肺活量，促进血液循环，新陈代谢。

中医讲“肺主皮毛”，现代科学也证实了这一说法的准确性。像海蜇、蚯蚓等低等动物没有肺部，它们的呼吸主要靠皮肤来完成。随着动物的进化，单靠皮肤呼吸而获得的氧气不足以满足日常耗氧量，由此逐渐进化出了肺。

我们的肺泡如果全部张开，它和空气接触的面积约 100 平方米。人体通过肺泡与空气接触，吸入氧气，排出二氧化碳，肺泡与空气接触得越充分，越能供氧给机体活动使用。

既然皮肤和肺都参与到呼吸活动中，都属于肺系统，那么我们除了吐故纳新、调整情绪之外，还可以充分调动皮肤的排泄功能，也就是排汗。

皮肤的排汗功能可以促进体内毒素的排出，保持轻运动、勤运动，每次运动最好保证周身皮肤潮湿，不但利于新陈代谢，还能宣发肺气。

大家在生活中可能也有这样的体验，运动出汗以后，原本难以咳出的黏痰也容易咳出了。这就是因为皮肤在出汗的同时，肺泡也可以分泌清稀的痰，有利于肺部的代谢。

特别是体内的重金属毒素，通过大小便很难排出体外，但是可以通过汗液排出体外，所以适当运动、出汗，有利于肺功能的恢复，以及重金属物质的排泄。

但我在这里需要提醒大家一下，虽说久坐不动不出汗很不好，但运动到大汗淋漓，实际上中医养生也不提倡，因为汗毛孔大开可能会损耗肺气。所以我们强调运动要轻、要勤，让皮肤微微出汗，这样的状态才是最好的。

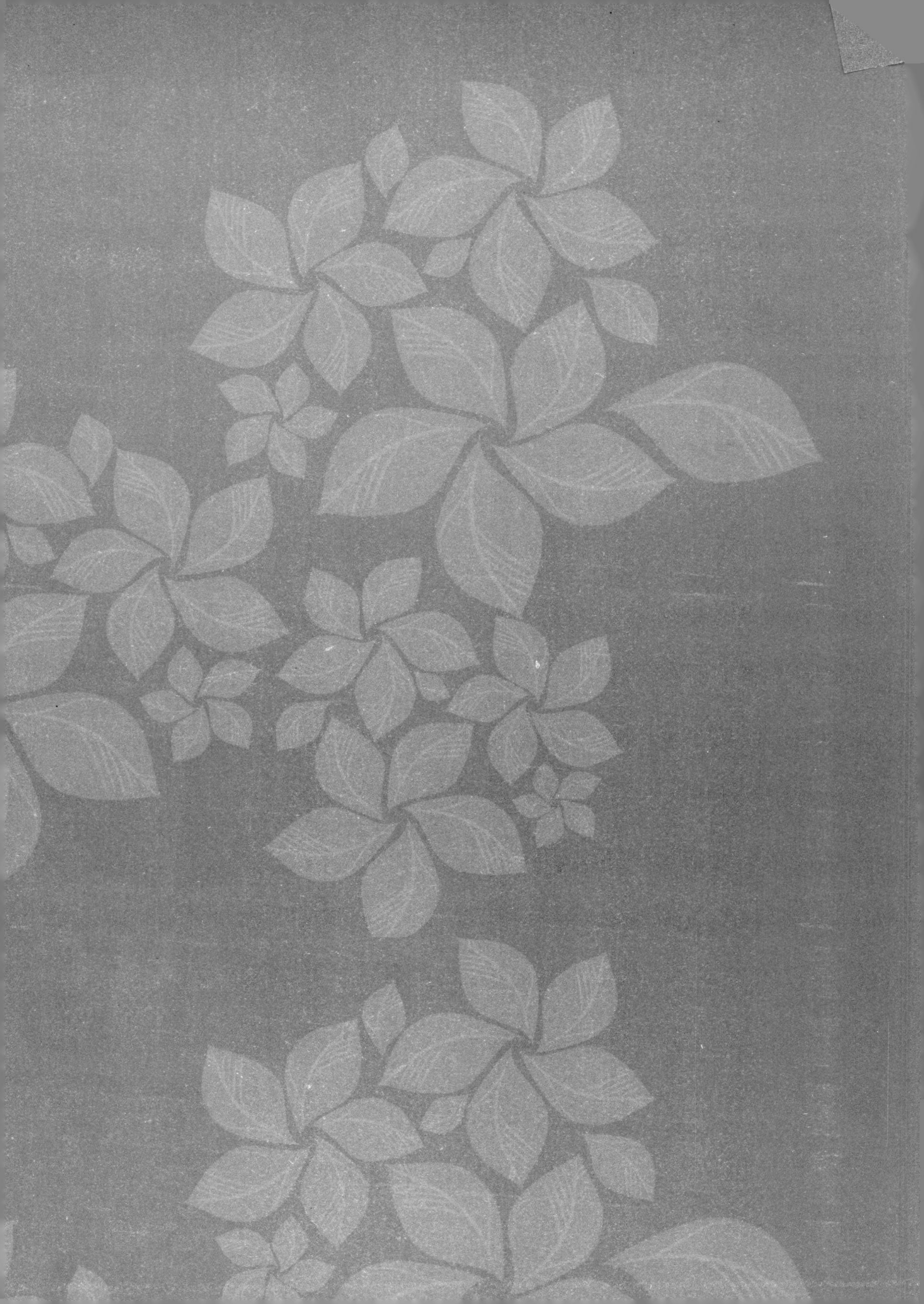